W0256659

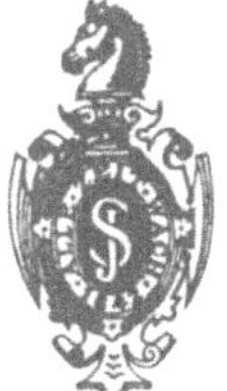

Der Deutschen Gesellschaft für Chirurgie
zu ihrem 100-jährigen Bestehen
gewidmet
von ihrem langjährigen Mitglied

K. H. BAUER

Dr. med., Dr. med. h.c., Dr. jur. h.c., Dr. med. h.c.
o. ö. Professor für Chirurgie (em.) an der Universität Heidelberg
Stiftungsbevollmächtigter des Deutschen Krebsforschungszentrums
Heidelberg

und dem

SPRINGER-VERLAG

Berlin · Heidelberg · New York

seit 1922 Verlag der Tagungsverhandlungen
in Langenbecks Archiv
dem Kongreßorgan der Gesellschaft

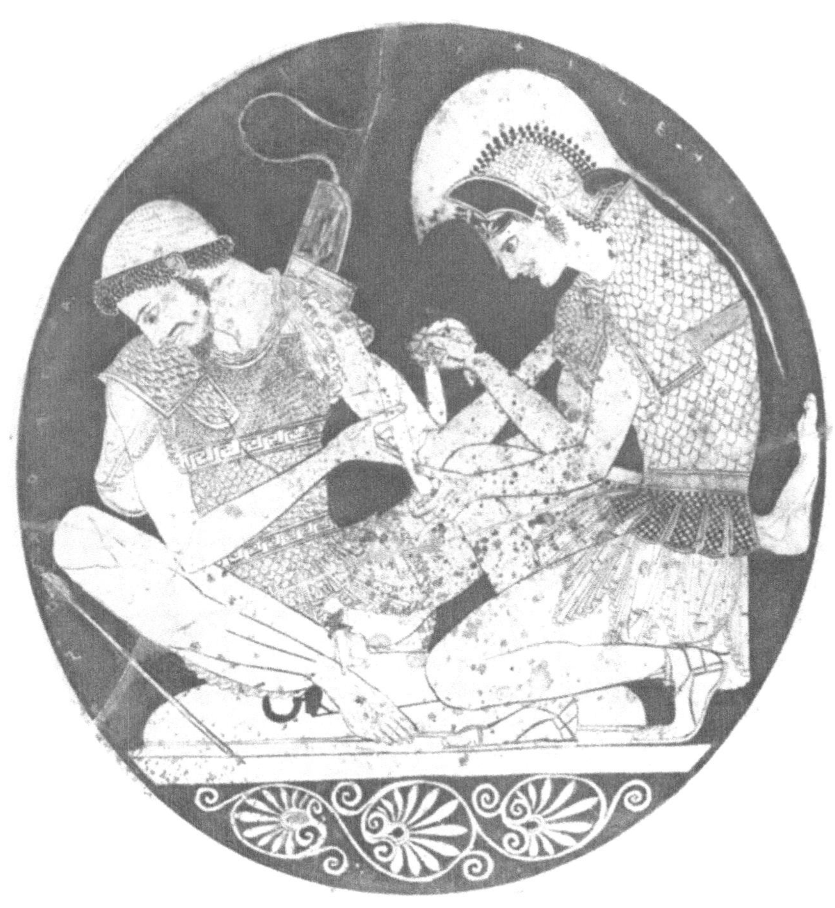

Achill verbindet seinen Freund und Kampfgenossen Patrokles.
(Sosias-Schale, um 500 v. Chr.) (Bildarchiv Marburg/L.)

K.H.BAUER

Aphorismen und Zitate für Chirurgen

Springer-Verlag
Berlin · Heidelberg · New York 1972

Prof. Dr. med. K. H. BAUER
Dr. med. h. c., Dr. jur. h.c., Dr. med. h. c.
o. ö. Professor für Chirurgie (em.) an der Universität Heidelberg
vorm.: Direktor der Chirurgischen Universitätskliniken
        Breslau und Heidelberg
Stiftungsbevollmächtigter Deutsches Krebsforschungszentrum Heidelberg
Dienstanschrift: 69 Heidelberg, Berliner Straße 27,
        ab 1.6.72: Kirschnerstraße 6
Wohnung: 69 Heidelberg, Gustav-Kirchhoff-Straße 16 (Tel.: 46835)

ISBN-13: 978-3-540-05831-1   e-ISBN-13: 978-3-642-65392-6
DOI: 10.1007/978-3-642-65392-6

Vorwort

Wieso „Aphorismen" — ausgerechnet für Chirurgen?
Natürlich ist das ein Wagnis, allein schon wegen der nicht
gleich erkennbaren chirurgischen „Indikation"!
Wozu denn dann überhaupt solch ein Unterfangen? Zunächst
als Versprechungs-Einlösung und Dankabstattung
an die eigenen „alten" Mitarbeiter. Von wem lernt denn
ein „Lehrer" später noch? Das Meiste von seinen
Schülern! Von ihnen erfährt er auch noch das tiefste
Berufsglück: Die Treue seiner „alten Garde".
Weiterhin? Dank an die altehrwürdige „Deutsche Gesellschaft
für Chirurgie" für 52 lange Jahre sehr geliebter
zweiter Heimat!
Warum dann auch noch „Blick in die Zukunft"? Nun, je
älter Einer wird, desto mehr fesselt ihn der Blick in noch
unentdecktes Land.
Weshalb ferner so viel Philosophie? Ein langes Leben lehrt:
„Der Philosophie ist nicht zu entrinnen"! [1]
Wann aber werden die „Aphorismen" ihren Zweck erfüllt
haben? Wenn ihnen als „Prolegomena" eine mit
den Fortschritten der Naturwissenschaften und Technik
synchronisierte Chirurgie-Geschichte der letzten
100 Jahre nachgefolgt sein wird.

Heidelberg, den 10. April 1972
dem 100. Jahrestag der Gründung „unserer" Gesellschaft.

K. H. BAUER

[1] *JASPERS, K.: Einführung in die Philosophie 1961, S.13*

Mein besonderer Dank gilt Franz und Edith Spath, *Graz für „Vorzensur" der eigenen Aphorismen und ihre Ermutigung,* L. Zukschwerdt, *Hamburg für das Geschenk (25. 9. 71) des großartigen* P. Dionis *und seiner Chirurgie vor genau 250 Jahren, sowie seiner „Schlußzensur", sowie Frau Dr.* Ingeborg Thümmler, *Überlingen für die treubewährte Hilfe beim Personen- und Sachverzeichnis – und en bloc – all den getreuen Helferinnen bei Abfassung, Reinschrift etc. des Manuskriptes.*

Inhalt

Zum Geleit

Nachdenkliche Kirschner-Worte aus dem Jahre 1934

Wir alle fühlen es: Hier, auf unserer alljährlichen Tagung *ist der Mittelpunkt,* hier schlägt das Herz der deutschen Chirurgie. Hier *ist der* Amboß, wo der Fortschritt – *manchmal unter lebhaftem Funkensprühen* – geschmiedet wird, *und uneingeschränkt gilt auch heute noch*[1] *das Wort, das Bernhard von Langenbeck bei der Eröffnung des 1. Kongresses im Jahre 1872 geprägt hat . . . :* »Die Reinheit der chirurgischen Lehre ist der Deutschen Gesellschaft für Chirurgie anvertraut!«

Martin Kirschner
(Eröffungsansprache, Chirurgen-Kongreß 1934)

[1] *Das »auch heute noch« – 4. April 1934. – kennzeichnet datumsgemäß die Schicksalswende auch für die Deutsche Gesellschaft für Chirurgie.*

Einleitung

Aphorismen, Maximen, Zitate

Aphorismus I. 1

Ὁ βίος βραχύς, ἡ δὲ τέχνη μακρή, ὁ δὲ καιρὸς ὀξύς, ἡ δὲ πεῖρα σφαλερή, ἡ δὲ κρίσις χαλεπή. δεῖ δὲ οὐ μόνον ἑωυτὸν παρέχειν τὰ δέοντα ποιέοντα, ἀλλὰ καὶ τὸν νοσέοντα καὶ τοὺς παρεόντας καὶ τὰ ἔξωθεν.[1]

Das Leben (ist) kurz, die Kunst aber lang, die Gelegenheit flüchtig, die Erfahrung trügerisch, die Beurteilung schwer[2]*: Der Arzt muß nicht nur bereit sein, selber seine Pflicht tun, er muß sich auch die Mitwirkung des Kranken, der Gehilfen und der Umstände sichern*[3].

Hippokrates (Aphorismen)[4]

Zeige mir Deinen Aphorismen-Schatz *und ich sage Dir, wer Du bist.*

K.H.B. 24. Februar 1972

Ein Aphorismus *ist der letzte Ring einer langen Gedankenkette.*

Marie von Ebner-Eschenbach (1830–1916)

Vergebt, wenn manchen manches hart hier trifft:
Mein Pfeil *soll treffen, doch er birgt* kein Gift.

Christian Morgenstern (1871–1914)

---

[1] *Erzvater aller Aphorismen ist Hippokrates. Er hat in Aphorismen gedacht und als Erster ein Buch* »Αφορισμοι« *geschrieben.*
[2] *Übersetzung des Münchener Graecisten H. Poeschel.*
[3] *Von J. W. Goethe verwendet in Faust I (Studierzimmer):*
»*Ach Gott, die Kunst ist lang,*
Und kurz ist unser Leben«.
[4] *Aphorismus von* ἀφορίζειν = »*abgrenzen*« *(Philos. Wörterbuch 12. Aufl).*

Ein Aphorismus *soll – einem Blitz vergleichbar – eine geistige Landschaft schlagartig erhellen, ringsum aber alles im Dunkel belassen.*
K.H.B. 15. Februar 1972

Ein Aphorismus, *der erst erläutert oder gar bewiesen werden muß, ist schlecht geformt.*
Vauvenargues (1715–1747)

Der Aphorismus ist wie die Biene mit Golde beladen und mit einem Stachel versehen.
Carmen Sylva[1] *(1843–1916)*

Aphorismus ? *Das ist die pointierte Schlußfolgerung einer langen Beweiskette ohne deren Beweismaterial.*
K.H.B. 30. Januar 1972

Über kurz oder lang werden die Menschen dazu kommen, mit Ausnahme der rein berichtenden Erzählung, alles in Aphorismen *zu* schreiben.
Samuel Johnson (1701–1784!)

Präcision

Wer was zu sagen hat,
hat keine Eile,
Er läßt sich Zeit und sagt's
in einer Zeile.
Erich Kästner (1899)*

Man weiß nicht eher, als nach einem längeren Lebenslauf, was echte Maximen, *die uns über das Gemeine heben, für einen hohen Wert haben, der so selten anerkannt wird*
Goethe – Gespräch mit Rochlitz (20. März 1801)

---

[1] *Königin von Rumänien, geb. Prinzessin zu Wied.*

Eine Sammlung von Anekdoten *und* Maximen[1] *ist für den* Welt-
mann *der größte Schatz, wenn er die ersten an schicklichen Orten
ins Gespräch einzustreuen, der letzten sich im treffenden Falle zu
erinnern weiß.*   J. W. v. Goethe (Maximen und Reflexionen, 284)

Als einst der Monsieur Witz *die Madame* Unhöflichkeit *in die
Arme nahm, entstand daraus das* Epigramm.

    J. F. Castelli (1781–1862)

»Seid doch nicht so frech, Epigramme!*«*[2]
*Warum nicht? Wir sind doch nur Überschriften:
die Welt hat die Kapitel des Buches.*

    J. W. v. Goethe (1749–1832) (Venezianische Epigramme)

*Bald ist das Epigramm ein Pfeil,
Trifft mit der Spitze;
Ist bald ein Schwert,
Trifft mit der Schärfe;
Ist manchmal auch – die Griechen liebten's so –
Ein klein Gemäld', ein Strahl, gesandt
Zum Brennen nicht, nur zum Erleuchten.*

    Fr. G. Klopstock (1724–1803)

Zitat – *überall zu Hause, wo der Redner einer größeren Autorität
bedarf, als er selber sie besitzt.*   K. H. B. 7. Februar 1972

---

[1] Maxime, *abgeleitet von (propositio) maxima (höchste Lebensregel) (Philos. Wörterbuch, 12. Aufl. v. J. Streller 1951, S. 375).*
[2] Epigramm *von* ἐπιγράφειν = *Aufschriften machen auf Grabmäler, Weihegeschenke usw.*

I. Von der Chirurgie und vom Chirurgen

Inter omnes partes medicinae chirurgiae effectus evidentissimus.

Unter allen Teilen der Medizin ist der Effekt der Chirurgie *der sinnfälligste.*   *Aulus Cornelius Gelsus*[1] *(de re medica*[2]*) (25. v. – ca. 50 n.Chr.)*

Wundversorger vor 30000 Jahren

Während kein anderes Lebewesen seinesgleichen anfällt, überfällt der homo sapiens seinesgleichen mit besonderer Lust und dies seit Urbeginn. Verwundungen *zeitigten natürlich* Wundversorger. *Schon die Cro-Magnon-Rasse – 30000 v. Chr.!! – verwendete skalpellartige Mikrolithen und Knochennadeln mit Öhr.*

K. H. B. 21. November 1953

Chirurg als »Hand-Arbeiter« 1722

Ich nenne die Chirurgie eine Kunst: *Dieweil der* Ursprung dieses Worts von zwey Griechischen Worten *nemlich* χείρ =*Chir, welches eine Hand bedeutet*|*und* έργον, *oder Ergon, welches soviel heist als ein Werck*|*Arbeit oder eine Operation, hergeleitet wird; also daß das Wort Chirurgus einen Mann andeutet*|*der mit der Hand arbeitet*|*Ob es gleich scheinet*|*als ob ein Chirurgus durch diese Herleitung des Worts mit allen gemeinen Handwercks-Leuten confundiret würde; so bekommet er vielmehr aus diesem*

---

[1] *Römischer Enzyklopädist (nicht Arzt!).*
[2] *Einziges medizinisches Werk in lateinischer Sprache aus klassisch-römischer Zeit.*

Wort seine Ehre; *weil es ihn von allen andern unterscheidet/ und den Vorzug über alle ertheilet. Es haben die Alten/demjenigen aber/der an dem Menschlichen Cörper mit der Hand arbeitete/ als der alleredlesten Creatur/allen andern Künstlern zu sonderbahren Ehren den Nahmen eines Chirurgi oder eines Hand-Arbeiters gegeben.*   Peter Dionis[1] *(franz. Chirurg 1722)*

Der Chirurg als »Hand-Arbeiter« 1934

Gerade des Chirurgen alltägliche Tätigkeit verkörpert in glücklichster Weise eine fortlaufende Verbindung der Handarbeit mit der Kopfarbeit. *Das,* was der Kopf *durch Geistesarbeit gefunden und* plant, *das* setzt die Hand *bei der Operation* in die Tat um. *Doch unterscheidet sich seine Schwerarbeit doch von der Tätigkeit des reinen Handarbeiters in jedem Augenblick durch die Unberechenbarkeit des lebenden Objektes, durch die gesteigerte* Last der Verantwortung *für unersetzliche Werte und durch die Schwierigkeit und* Schnelligkeit der Entschlüsse *beim Eintritt unvorhergesehener Zufälle.*

Wenn aber der Chirurg eine derartig schwere und vielseitige Aufgabe voll, gern und freudig erfüllen soll, so muß er auch im Bereiche seiner durch die Summierung seelischer und körperlicher Arbeit gesteigerten Verantwortung Freiheit und Souveränität des Handelns *besitzen.*

    Martin Kirschner (Eröffnungsansprache, Chirurgen-Kongreß 1934)

Vor bald 2000 Jahren

Esse autem chirurgus *debet adulescens aut certe adulescentiae propior; manu strenua, stabili, nec umquam intremescente, eaque non minus sinistra quam dextra promptus; acie oculorum acri claraque; animo intrepidus.*

---

[1] *Berühmter französischer Chirurg in Paris. Hauptwerk übersetzt von L. Heister-Helmstedt, dem damal bekanntesten deutschen Chirurgen.*

Der Chirurg *soll ein Mann* in den besten Jahren *sein oder doch von diesem Alter nicht zu weit entfernt. Eine gelenke,* feste Hand, *die nie zittert; mit der Linken so gewandt wie mit der Rechten. Die Augen scharf und hell; im* Gemüt unerschütterlich.

A. C. Celsus (de re medica)

Vor 250 Jahren

PERSÖHNLICHE   *Die Person des Chirurgi muß mit dreyerley Qua-*
QUALITÄTEN   *litaeten versehen seyn; davon die erstere ein gutes*
DES   *Naturel; die andere Art/einer guten Vernunfft/*
CHIRURGI   *und die dritte einer grossen Praxi zuzuschreiben*
sind. Durch das Naturel *verstehet man die Gaben des Leibes/ gute Sitten/und eine natürliche Disposition, die einen gleichsam nöthiget/daß man die Chirurgie allen andern Professionen muß vorziehen. Durch die* Vernunfft *wird gemeynet/daß er versehen sey mit einem gelehrigen Verstand/der da capabel eine Wissenschafft von so grossem Bezirck oder Weitläufftigkeit zu besitzen. Und durch* Praxin *wird verstanden/daß er durch eine lange Übung eine zulängliche Erfahrung erlanget habe. Über dem ist auch nöthig/daß ein Chirurgus Ambidexter sey/das ist/daß er eine Hand wie die andere brauchen könne; Indem es Operationes gibt/die da nothwendig mit der lincken Hand müssen verrichtet werden.*   *Peter Dionis (franz. Chirurg 1722)*

Um 1945

Man erwartet vom Chirurgen Aktivismus, d.h. daß er alles bedenkt, alles überlegt, den richtigen Zeitpunkt wählt, dann aber handelt, d.h. den Dingen eine andere Wendung gibt. Man erwartet von ihm ferner Optimismus: er soll auch in verzweifelten Lagen nicht verzweifeln. Man erwartet von ihm endlich Wagemut, d.h. daß er viel riskiert, ja, alles wagt in den Fällen, in denen »höchstes Wagen die höchste Weisheit« ist.

K. H. B. Festrede als Rektor aus Anlaß der Eröffnung aller Fakultäten (7. 1. 1946)

In der oft unmittelbaren Krankheitsbefreiung durch Herausnahme der Krankheit selbst liegt es begründet, daß der Chirurg *unter allen Ärzten unbestreitbar eine* Sonderstellung *einnimmt. Alle anderen Ärzte wirken auf den Kranken immer nur irgendwie indirekt. Einzig der Operateur greift* direkt *und mitten in den Organismus eines Mitmenschen ein. Im* chirurgischen *Eingriff – stets zusammengedrängt in eine kurze Spanne Zeit – in den Operationen findet* ärztliches Handeln *seine* höchste Konzentration.

K.H.B. 21. November 1953

Wie könnte es anders sein? Chirurgen *sind* Pragmatiker, Individualisten, Therapeuten *um jeden Preis – selbst um den einer gefährlichen Operation und – meist auch noch konstitutionelle Optimisten.*

K.H.B. 21. November 1953

Als Chirurg ist man Optimist – man wäre sonst kein Chirurg.

K.H.B. 3. März 1964

Chirurgen *sind keine Psychosomatiker, aber gute* Somatopsychiker *– so oft sie psyche-belastende Krankheiten somatisch beheben.*

K.H.B. 21. November 1953

Der Internist erstrebt »Heilung ohne Verletzung«.
Vor die chirurgische Heilung *haben die Götter die chirurgische* »Verwundung« *gesetzt.*

K.H.B. 9. April 1958

Immer schon war der Chirurg Spezialist für Verletzungen, die Andere setzen. Mit den Operationen ist er zugleich der Spezialist für Verwundungen, die er selber setzt. So ist der Chirurg zugleich Traumatologe *und zugleich* Traumatiker.

K.H.B. 9. April 1958

Datierung der Neueren Geschichte der Chirurgie

(seit Listers Wundbehandlung)

Ihren tatsächlichen Beginn könnte man sogar mit dem 12.8.1865 festlegen, an dem Lister in Glasgow zum erstenmal sein antiseptisches Prinzip bei der offenen Unterschenkel-Fraktur des 12jährigen James Greenless mit bahnbrechendem Erfolg anwandte, dem eine 2jährige sorgfältige Überprüfung an weiteren Patienten folgte.   H. Schipperges und F. Linder (1967)

Vor 100 Jahren

Die moderne Chirurgie ist weit mehr bestrebt, zu erhalten als zu zerstören. Man hat eingesehen, daß es weniger wichtig ist, neue Operationen und Operationsmethoden zu erfinden, als die Mittel und Wege aufzusuchen, um Operationen zu vermeiden, oder, wo sie unvermeidbar sind, ihre Erfolge zu sichern.   B. v. Langenbeck (1. Chirurgenkongreß 1872)

Prinzip der Ökonomie

Wo irgend anwendbar, gilt nicht nur in der Physik und Philosophie, sondern auch in der Chirurgie das Prinzip der Ökonomie: *größtmöglicher Effekt bei – nicht unzulänglichem – aber kleinstmöglichem Aufwand.*   K.H.B. 25. November 1970

Daß z.B. die Menge des Blutes, die Leistungsfähigkeit des Herzens und der Atmung, die Kraft der Muskeln nicht zu weit auseinanderfallen, das ist das Prinzip der Ökonomie. *Das Gesetz des Minimums beherrscht den ganzen Organismus. (Auch) das Zusammenspiel der Organe der inneren Sekretion ... ergibt sich aus dem* Prinzip der Ökonomie.   O. Eichler (Prinzipien des Lebendigen)

In der operativen Chirurgie ist immer – auf die Dauer wenigstens – das Einfachere der Feind des Komplizierten.

K.H.B. 4. Mai 1933

Wie beim Soldaten

Der erste Grundsatz ist: So konzentriert als möglich; *der zweite Grundsatz lautet:* so schnell als möglich *zu handeln.*

Clausewitz (Vom Kriege)

Mit jeder Operation beschwört der Chirurg Gefahren herauf. Wo aber Gefahren sind, da braucht es auch Mut, *nicht nur gegenüber dem Kranken, sondern auch gegenüber der eigenen Verantwortlichkeit, wenn Dritte in Gefahr gebracht werden.*

K.H.B. 4. Mai 1933

Avida est periculi virtus.
Mut *ruft nach* Gefahr.

Seneca (Providentia, 4)

Mit dem Einsatz seiner Person und der Bewährung persönlichen Mutes rückt der Operateur in die Nähe echten Soldatentums. *Beide,* Soldat und Chirurg, *müssen stets eingreifsbereit sein. Wie der Soldat seine Waffen, so muß der Operateur seine technischen Hilfsmittel genau kennen und gebrauchen können. Den* Sieg, *die Vernichtung des Feindes »Krankheit«, kennt in der Medizin niemand so wie der Chirurg. Andererseits sind die Situationen nirgends derartig dramatisch zugespitzt, wie wenn der Chirurg einem Verblutenden das entfliehende Leben mit einer Bluttransfusion wieder zurückruft und ihn mit der Verschließung der Blutungsquelle in kürzester Zeit wieder zu einem voll lebensfähigen Menschen macht.*

K.H.B. 4. Mai 1933

Alles wichtige und anmaßende Gehabe, die zur Schau getragene Überlegenheit *läßt sich mit Geschmack nicht vereinen.*

Ch. J. Fürst de Ligne (1735–1814)

In der Natur wird alles antagonistisch gesteuert. Unselig der Chirurg, in dessen Brust die allzu menschliche Anlage zur Hybris *nicht* gegengesteuert *ist, durch* Demut und Ehrfurcht *vor dem, was die Natur »heil« macht an dem, was der Chirurg durch seine für ihn spezifische Wundsetzung stört oder gar zerstört.*

K.H.B. 16. Januar 1972

DAS BILD
VOM GUTEN
CHIRURGEN
VOR 250 JAHREN

Da ich von guten Chirurgis rede/verstehe ich nicht solche/welche aus schnöden Absichten ihres eigen Nutzens sich in so eine ansehnliche Societät haben eingedrungen; sondern ich rede von solchen/die nach einer löblichen Auferziehung/von guten Meistern in der Chirurgie sind unterwiesen worden/welche nachgehends in denen Hospitälern/und bey den Armeen practiciret haben/welche nicht einen schändlichen Gewinn/sondern die Ehre überhaupt allen Persohnen/so ihrer Hülffe benöthiget sind/so viel als möglich beyzuspringen/und sie zu curiren/zum Haupt-Zweck ihrer Arbeit haben/und eben so schnell zu den Armen/als zu den Reichen lauffen.

Peter Dionis (1728)

Dem Chirurgen fließt viel argent *zu, darum ist* soif d'argent *beim Chirurgen* peu supportable. *Chirurgen, hütet Euch vor zu großem Reichtum! Nach Schopenhauer »gleicht er dem Seewasser: Je mehr man davon trinkt, desto durstiger wird man«.*

K.H.B. 5. Januar 1964

Bei den Chirurgen haben auch die Außenseiter *eine echte Chance: Originelle Persönlichkeit, die besondere Leistung und die Autorität im weiten Umkreis wurden und werden stets anerkannt.*

K.H.B. 24. Februar 1972

Der Preis der Größe *heißt* Verantwortung.

W. Churchill (8. September 1943) (vor der Harvard-Universität)

Es ist sicher kein Zufall: Chirurgen *sind häufig* Jäger, *noch häufiger Musiker.*
Jagd: *Die Flucht in die entgegengesetzte Welt der Entspannung, Naturbeobachtung, Stille!*
Musik: *Die Sucht und Lust, sich selbst Unaussprechliches wahrnehmbar zu machen.*   *K.H.B. 22. Februar 1972*

Ein Philosoph über die Jagd

Sobald der Mensch einen Spalt oder Riß in dem Dickicht seiner Arbeiten entdeckt, schlüpft er hindurch, um seine glückbringenden Tätigkeiten auszuüben.   *J. Ortega y Gasset (Meditationen über die Jagd)*

Immer gilt der Satz: Im Höchstmaß *ärztlich-menschlicher* Verantwortung *kulminiert die* Sonderstellung *des Chirurgen.*
K.H.B. 5. Mai 1933

Sein Operieren *kennzeichnet im Chirurgen den* Techniker, *seine* Anzeigenstellung *im Chirurgen den* Arzt.
K.H.B. 4. September 1960

Die Verwunderung über die Heilkräfte der Natur

Wo wir auch operieren, unser Operieren ist buchstäblich eitel Flickwerk. Erst die Kräfte des ganzen Organismus *vollenden die* Heilung. *Die Gesetze der Wundheilung, Blutstillung, Infektabwehr gelten überall im Organismus und die Grundbegriffe der allgemeinen Chirurgie gelten für alle operierenden Fächer, wie sie auch heißen.*   *K.H.B. 16. Aapril 1952*

Chirurgie *ist immer noch die* eindrucksvollste Form, *seinem* Mitmenschen *in körperlicher* Not *zu* helfen.
K.H.B. 12. Dezember 1958

Chirurgen *sind auf irgend eine Weise* jenseitig gebundene Menschen. *Sie erleben zu viel Dinge, die sie als* Wunder *empfinden.*
K.H.B. 17. Februar 1972

Die Verwunderung *ist es, was den Menschen zum Philosophieren* trieb.
Aristoteles

Wer nicht mehr staunt, *fragt nicht mehr.*
K. Jaspers (Einführung in die Philosophie)

Das Sichwundern *ist eine Götterfreude, die den Denker im unaufhörlichen Rausch des Schauenden durch die Welt treibt. Sein Zeichen sind die starrenden Augen. Darum geben die Alten Minerva die* Eule *bei, den Vogel, der immer geblendet ist.*
Ortega y Gasset (Aufstand der Massen)

Der Chirurg *widmet sich dem göttlichsten aller Geschäfte:* ohne Wunder heilen *und* ohne Worte Wunder tun.
J. W. v. Goethe (1829)

Von Operationen und vom Operieren

Die verbürgt älteste Großoperation

Handgreiflich sind die Beweise für richtige Operationen *bereits in der* Steinzeit. *Wir kennen die Instrumente, wir kennen – prähistorisch verbürgt – von Fundorten durch Ozeane getrennt, – als frühesten Eingriff – die kunstgerechte Eröffnung des Hirnschädels,* die Trepanation. *In der* Steinzeit *war der Stein* das Geschoß, *und die Steinschleuder die erste Fernkampfwaffe. Denken Sie an David und Goliath! Der gefährlichste Treffer war der Splitterbruch des Hirnschädels. Kaum ein Zweifel, unsere Steinzeitkollegen haben Schädelwunden kreisförmig erweitert, ins Gehirn eingedrungene Knochensplitter entfernt und die Knochenränder feinsäuberlich geglättet.*
K. H. B. 21. November 1953

Ältester »chirurgischer« Satz in deutscher Sprache

Ben zi bene,
bluot zi bluodo,
lid zi geliden,
sose gelimida sin.[1]   *Aus den »Merseburger Zaubersprüchen« (10. Jahrh.)*

Der größte Fortschritt der letzten »100 Jahre Chirurgie« ist die Erkenntnis der Chirurgen, wie man die Entdeckungen *und Erfindungen der Allgemeinmedizin, der* Naturwissenschaften und Technik *den Bedürfnissen der Chirurgie nutzbar macht.*

K.H.B. 12. Februar 1972

Dreingreifen, packen ist das Wesen jeder Meisterschaft!

J. W. v. Goethe (Wetzlarer Brief an Herder)

Gekrönt wird chirurgisches Tun erst durch die krankheits-befreiende Tat. Zwar ist für den Chirurgen die Operation *nicht allein der Inbegriff chirurgischen Handelns, andererseits fraglos aber dessen* sinnfälligster Ausdruck.   *K.H.B. 4. Mai 1933*

VIERERLEY
OPERATIONES
Es lauffen aber alle Chirurgische Operationes auf vier Sorten hinauß; Die erste vereinigt wieder| was getrennet ist|und heisset mit einen Gri-chischen Nahmen Synthesis; *Die andere zertrennet diejenige Theile|derer Vereinigung der Gesundheit zu wider ist|und heisset* Diaeresis; *Die dritte|so man unter dem Worte* Exaeresis *fasset|*

---

[1] *»Bein zu Bein, Blut zu Blut, Glied zu Glied, als ob es geleimt wäre.« Zauberspruch Wotans bei der Einrichtung eines Beinbruches seines Esels. Inschrift im 1890 errichteten neuen Operationssaal der Chirurg. Univ.-Klinik Breslau (Anregung zur Inschrift durch den Historiker Felix Dahn) (bekannt durch »Ein Kampf um Rom«).*

*nimmt weg/was überflüßig oder schädlich ist; Und die vierdte/
die* Prosthesis *genennet wird/ersetzet/was etwa fehlet.*

Peter Dionis (1722)

FÜR GUTE CHIRURGO I. ANATOMIE *Daß dieses aber recht und behördlicher massen verrichtet werde, so ist nöthig, daß ein* Chirurgus *eine vollkommene, oder doch wenigestens sehr gute* Wissenschaft von der Anatomie, *wie auch, so viel möglich,* von der Medicin *habe, und dabey mit gutem Judicio* oder Verstand *versehen sey, um alle Ursachen und Umstände wohl untersuchen und überlegen zu können.*

D. L. Heister (1752)

»Die chirurgische Anatomie *ist eine andere, als die anatomische«. Diese »legt alles frei«, der Chirurg nur das, was er auf dem Wege zum Operationsziel freilegen,* ἀνατέμνειν *»aufschneiden« muß.*

K.H.B. 16. Januar 1972

Das Allgemeine und das Besondere

Das Besondere *unterliegt ewig dem Allgemeinen, das* Allgemeine *hat ewig sich dem Besonderen zu fügen.*

J. W. v. Goethe (Maximen und Reflexionen, 997)

Die Neue Ära – Einzelbeispiele ihrer Auswirkungen

Das Revolutionäre der *»Neuen Ära« erbrachten Fortschritte der Allgemeinen Chirurgie. Sie haben es möglich gemacht, in viele Naturkonstanten des Menschen einzugreifen und sie zeitweise künstlich abzuändern: z.B. durch muskelerschlaffende Mittel den Muskeltonus, durch »Ganglien-Blocker« die Naturkonstante des Blutdrucks, durch »Antikoagulantien« die Konstanz der Blutungs- und Gerinnungszeit, durch die künstliche Unterkühlung die Körpertemperatur, durch »Cardioplegica« den Herzschlag, dabei aber zugleich das Gleichgewicht aller vitalen Funktionen, die »Homoiostase« wieder herzustellen.*

K.H.B. 9. April 1958

Gültig vom Urbeginn des Menschen bis 1960![1]

Nie ruht das Herz, es sei denn für immer.   *Leonardo da Vinci*

Erste Herznaht

Die Größe der chirurgischen Bravour Ludwig Rehns zeigt am deutlichsten die im raschen Ergreifen des Moments ausgeführte erste Herz-Naht *bei einer Messerstichverletzung, eine Operation, die sofort ein Menschenleben rettete und der chirurgischen Therapie eine ganz neue Provinz des menschlichen Körpers eroberte.*

V. Schmieden (Eröffnungsansprache, Chirurgen-Kongreß 1931)

Herz-Lungen-Maschine – Parabiose zwischen Mensch und Maschine

Atemberaubend ist die zeitweise Parabiose zwischen Mensch und Maschine *z.B. durch die Anwendung einer* Herz-Lungen-maschine. *Schon der Name! Welch ein schockierender Dreiklang: Herz-…, Lunge…, Maschine! Wirklich und wahrhaftig: eine Maschine ersetzt die pulsierende Herzpumpe* in *unserem Körperinneren durch eine maschinelle Pumpe* außerhalb *des Körpers. Das Pumpwerk treibt das Blut durch ein Kunststoff-Röhrensystem und durch eine Art von künstlicher Lunge. Diese sorgt dafür, daß das zuströmende Blut mit Sauerstoff beladen wird. Das Herz des Kranken wird zum Herzstillstand gebracht. Wird dann der Blutstrom wieder freigegeben, kommt der Herzschlag spontan oder mit Nachhilfe wieder in Gang. Dazwischen liegt eine »Operation am offenen Herzen«. Ein alter Traum ist in Erfüllung gegangen? Die Menschheit hat dies jedoch nie zu erträumen gewagt!*   *K.H.B. 30. Oktober 1964*

---

[1] *1960 Gibbons erster künstlicher Herzstillstand zum Zweck einer Operation am offenen Herzen mit Hilfe einer Herz-Lungen-Maschine.*

Vorsicht mit Warnungen!

Der Chirurg, *der jemals* versuchen *würde, eine* Wunde des
Herzens zu nähen, *kann* sicher *sein, daß er die* Achtung *seiner
Kollegen für immer* verlöre.   *Theodor Billroth (1876)*

Vorbeugende Maßnahmen als Mittel größerer Sicherheit

*Ein Wörtlein klingt heute in der Chirurgie überall durch, das
Wort* Vorbeugung: *Die Prophylaxe gegen Bakterien von außen:
Asepsis, gegen körperinnere Bakterien: Antibiotika, gegen Kreis-
lauf- und Lungenbelastung: Gegenmittel der Anaesthesie, gegen
den Schock: Bluttransfusion, gegen Thromboembolie: Antikoagulantien. Wo also Gefahr droht, wir haben heute immer
irgend ein »Anti...«, irgend ein Antidot. Der vielseitige* Einbau
vorbeugender Sicherheitsmaßnahmen *ist ein wesentliches Sig-
num moderner Chirurgie.*   *K.H.B. 9. April 1958*

Probleme der Bluttransfusion vor 250 Jahren

Vom Eingiessen frembden Geblüts und anderer Feuchtig-
keiten in die Adern.
*Man bildete sich ein, wenn man das alte Blut abzapffte | und in
eben die Adern frisch Blut hinein schaffen könnte, so würde man
das Geblüth erneuern | und das Thier wieder jung machen. Dazu-
mal hörte man von nichts anders als von den Wundern, so damit
wären verrichtet worden | reden. Sie versprachen zum Voraus |
daß sie durch dieses Mittel den Menschen wider alle Kranck-
heiten bewahren | auch machen wollten | daß er so lange leben
könne | als er wolle. ... Nun kam es darauf an, daß sie die* Probe
an Menschen *machten; Es fanden sich auch arme Tropffen die
ein Stück Geld nahmen und es an sich verrichten liessen | da sie*

denn an einem Kalbe die Puls-Ader öffneten | und vermitteltst einer Röhre | davon das eine Ende in diese Oeffnung der Arterie, und das andere in die Ader am Arm gestecket wurde | das Blut dieses Thiers in die Adern deß Menschen brachten. Allein es warff der betrübte Außgang dieser unglückseeligen Opffer der Neuerung alle hohe Einbildungen | die sie ihnen gemachet hatten, in einem Tag übern Hauffen, denn sie wurden närrisch | raseten und starben endlich. Als nun das Parlament erfuhr | was sich zugetragen hatte | kam es mit seiner Auctorität dazwischen | und verbot bey harter Straffe, daß man diese Operation nicht mehr verrichten solte.   Peter Dionis (1722)

Anfänge heutiger Blutübertragung

Mit dem Ausbau der Bluttransfusion *ist ein jahrhundertealter Traum in Erfüllung gegangen. Noch Enderlen transfundierte (1912!) einem Kanonier mit Milzruptur durch knifflige Arterien-Venennaht Blut von seinem Leutnant. Die Blutgruppenbestimmung war noch unbekannt. Niemand wußte, wieviel Blut hinüber floß. Enderlen, selbst ein starker Raucher, ließ den Spender eine Virginia rauchen. Als dieser aufhörte zu rauchen, hörte Enderlen auf zu transfundieren. So fing es an.*   K.H.B. 9. April 1958

Urgrund aller Chirurgie: Wundheilung und Aseptik

Die Allgemeine Chirurgie beginnt mit der Wunde, ihrer Behandlung und ihrer Heilung. Sie ist der Ausgangspunkt. Unter dem Schutz der Aseptik heilen selbst größte Weichteilwunden in wenigen Tagen.   H. v. Seemen (1939)

Fortschritte der Allgemeinen Chirurgie als Voraussetzung übergroßer Operationen

Gewandelt hat sich des Chirurgen Arbeit im Operationssaal. In dem Maße, wie die großen Fortschritte der allgemeinen

Chirurgie (moderne Anaesthesie, Chemotherapie der Infektionen, Schockbekämpfung usw.) alle Eingriffe selber humanisiert und gefahrenärmer gemacht haben, in gleichem Maße haben neue, übergroße Operationen Platz gegriffen. K.H.B. 16. April 1952

Hirnchirurgie

All die früheren Jahrtausende hindurch war das Gehirn selbst für den Chirurgen tabu. Wenn man heute den Festvortrag v. Eiselsbergs auf der 50. Tagung über Hirnchirurgie liest, so wirkt er wie ein Bericht aus ferner, ferner Zeit. Vor allem war die Operationssterblichkeit erschreckend hoch. Unter den Fortschritten der allerverschiedensten Art haben sich die Hirnoperationen fortentwickelt bis hinauf zur Exstirpation einer ganzen Großhirnhälfte, zur Hemisphaerektomie.
K.H.B. 9. April 1958

CHIRURGIE: WISSENSCHAFT UND TECHNIK

Immittelst könnte doch die Chirurgie nicht unbillig/wider einiger Leute Meynung/als welche sie als ein blosses Hand-Werck ansehen/vor eine Wissenschaft passiren. Es ist zwar wahr/sie operiret mit der Hand; jedoch/gleichwie sie nichts ausführet/als was ihr die Vernunfft an die Hand giebt/also verdienet sie den Nahmen einer Wissenschafft mit nicht geringerm Fug/als die Mathematic, welche mit dem Lineal und Zirckel solche Figuren und Demonstrationes, als der Verstand concipiret/aufs Pappier reisset. Es bedienen sich diese beyde Wissenschafften ihrer Instrumenten/und gleichwie der Gebrauch von jenen dem Mathematico gehöret/also gehören das Messer und die Lancette dem Chirurgo: Denn es kan bey einer von diesen Wissenschafften so unmöglich als bey der andern die Theorie oder Wissenschafft von der Praxi getrennet werden. Peter Dionis (1722)

Der Weg zum Herzen

Vom amerikanischen Chirurgen Sherman stammt das Wort:
»Der direkte Weg zum Herzen *ist nur 2 oder 3 cm lang, aber die*
Chirurgie hat 2400 Jahre gebraucht, um ihn zurückzulegen.«
Sie legte ihn zurück, nachdem in 20 Jahren Hunderte von Ent-
deckungen – bis dahin unvorstellbar – Apparate und Maschinen
den Weg *freigemacht hatten.*   *K.H.B. 12. Februar 1972*

Die Anaesthesie als Schrittmacherin moderner Chirurgie

Einen Großteil des Fortschritts verdanken die Chirurgen der
Anaesthesie: Zunächst: die Teilung der Gewalten im Operations-
saal und die Zusammenarbeit zweier Spezialisten am gleichen
Kranken kennzeichnet den Wandel. Der heutige Anaesthesist ist
nicht bloß der Spezialist für die Narkose, sondern während der
Operation Spezialist zugleich für alle allgemein-chirurgischen
Maßnahmen. Der Operateur konzentriert sich ausschließlich auf
seine Operation, der Anaesthesist sorgt für alles Nichtoperative!
… Die Morgengabe der jungen Anaesthesie an die alte Alma
mater chirurgiae ist die Humanisierung jeglicher Operation,
die Minderung der Risiken *und die* Steigerung aller Möglichkeiten.   *K.H.B. 9. April 1958*

Risiken und Gefahren

In der Summe der Fälle sollte eine Operation nicht gefährlicher
sein *als die* Krankheit, *um derentwegen man sie ausführt.*
                                          K.H.B. 22. November 1946

Die Kehrseite jeder Operation ist die unvermeidbare Wund-
setzung, die Krankheitsbefreiung also immer nur um den Preis
einer Verwundung und die Krankheitswegnahme nur gegen Ri-

siken. *Mancher Sonnenglanz über unserer Chirurgie wird beschattet durch den Umstand, daß alles diagnostische Kalkül, alles Können und auch die letzte Sorgfalt nicht davor schützt, daß im Einzelfalle die Rechnung oft genug nicht aufgeht. Der Chirurg kennt, wie wenig Andere, die* Freuden des Sieges *über die Krankheit, zugleich aber auch alle Bitterkeiten der* Niederlage. *Beide Pole sind weit gespannt.*　　　K.H.B. *16. April 1952*

Schon Ovid sagt: »*nil prodest, quod non possit laedere idem*« »*Es gibt nichts, was hilft, was nicht zugleich auch schaden könnte. Die* Kehrseite *jeder Operation ist die unvermeidbare Wundsetzung, die* Krankheitswegnahme nur gegen Risiken.«

　　　K.H.B. *16. April 1952 (Eröffnungsansprache, Chirurgen–Kongreß)*

Operationssterblichkeit

Der Tod *packt überall zu. Wie sollte er den* Operationssaal *des Chirurgen aussparen?*　　　K.H.B. *22. Februar 1972*

Sicherer Test der Operationsrisiken ist die Operationssterblichkeit. *Kein Wunder, daß man sich seit eh und je an sie hält.*

　　　K.H.B. *30. Oktober 1964*

Vor hundert Jahren

Die Sterblichkeit der »*in Zivilspitälern*« *rein konservativ behandelten Fälle von* Unterschenkelbrüchen *betrug nach dem Sammelbericht auf dem 1. Chirurgenkongreß 1872 32,5%. Bei 33* »sekundären Oberschenkelamputationen« *wegen Blutung oder Pyaemie war die* Sterblichkeit 72,7%.

　　　Richard Volkmann (Chirurgenkongreß 1872)

Nicht wir, die Naturkräfte *sind die Ärzte.*　　　*Hippokrates*

Da ein jeder Eingriff chirurgischer Art die Integrität des Körpers schädigt, ist gerade der Chirurg äußerst interessiert, die Kräfte kennenzulernen, die sozusagen das wieder gut machen, was er bei seiner ärztlichen Maßnahme notwendigerweise zerstören muß.
H. Schaefer (Chirurgenkongreß 1952)

Wo wir auch operieren, unser Operieren bleibt buchstäblich Flickwerk. Erst die Kräfte des Organismus selbst vollenden die Heilung. Ohne den »spontanen« Blutungsstillstand z.B. und ohne die natürliche Wundheilung gäbe es keinerlei operative Chirurgie. Immer noch gilt der alte Satz: medicus curat, natura sanat.
K.H.B. 30. Oktober 1964

Hinter all den großartigen Leistungen der Chirurgie steht eine einfache Wahrheit. Die Chirurgie hat das Eine erfaßt, daß die normalen Heilvorgänge nicht gehindert werden dürfen und hat es fertiggebracht, die Mikroben von den Wunden fernzuhalten.
A. Carrel (1873–1944)[1]

Die beste Heilung ist die Spontanheilung. Jede andere hat ihre Komplikationen. Die »chirurgische« ist immer eine gewaltsame, aber oft die einzig mögliche.
K.H.B. 1. November 1959

Sein ganzes Leben kommt der Chirurg nicht aus dem Staunen heraus, was doch die Natur heilt, was er selbst verwundet.
K.H.B. 13. April 1964

Faktor Zeit

Nicht wenige Menschen sterben nur daran, daß nichts gemacht, falsch oder zu spät gehandelt wird.
K.H.B. 4. Mai 1933

---

[1] *Alexis Carrel (zunächst Chirurg in Lyon, später Forscher am Rockefeller-Institut New York, Nobelpreisträger 1912). Erfinder der Gefäßnaht, Gewebezüchtung etc.*

ZEITFAKTOR
CHIRURGIE

Wann | deutet die Gelegenheit an | daß man seine Zeit wohl in acht nehme; Diese Zeit aber ist zweyerley; Einmal ist die Zeit der Noth | welche keinen Aufschub leydet | als wenn man einen hefftigen Blut-Fluß stillen soll; Und das andere ist die Wahl-Zeit | welche vergönnet | daß man einen Tag | oder eine bequeme Jahrs-Zeit | wenn einem eben keine Noth auf dem Halse lieget auslieset oder erwählet; als beim Stein-Schneiden.   Peter Dionis (1722)

Die Operationszeit *ist die Resultante eines Kräfteparallelogramms, dessen einen Schenkel die* Sorgfaltspflicht *des Operateurs, dessen anderen das – in der Summe der Fälle – geringere* Risiko kürzerer Operationsdauer *bildet.*   K.H.B. 15. Februar 1972

Die beim Operieren Langsamen huldigen der Meinung, Langsamkeit *gehöre zum* Operieren.   K.H.B. 29. Juli 1958

Chirurgie und Technik

Vor 250 Jahren

Die Technik als Schicksalsmacht

Es ist in Praxi Chirurgica unmöglich ohne Instrumente fort zu kommen. Wir haben aber ein Instrument anzusehen als eine Sache | so etwas thut | oder thun hilfft | wann es nemlich von einer geschickten Hand geführet wird; also | daß die Hand und das Instrument *zwey würckende Ursachen sind; ohne welche eine Operation nicht geschehen könte; Doch mit dem Unterscheid | daß die Hand die Haupt-Ursache ist | weil sie eben das Instrument beweget; da hingegen dieses nichts anders als nur eine* mit- oder beyhelffende Ursach *zu nennen.*   Peter Dionis (1722)

Die Technik *als geistig-physisches Privileg des Menschen, die Naturkräfte in seinen Dienst zu zwingen und seine natürliche Umwelt künstlich umzugestalten, ist durch die großen* Fortschritte der naturwissenschaftlichen Technik *zum* Schicksal der Menschheit *geworden: Sie kann alles Leben auf unserem Planeten vernichten oder den* »*Frieden auf Erden*« *gewinnen.*

K.H.B. 20. Februar 1972

Technik aus der Sicht eines Philosophen

Überall bleiben wir unfrei an die Technik *gekettet, ob wir sie leidenschaftlich bejahen oder verneinen.... Zu dem, was die* Technik *ist, gehört das Verfertigen oder Benützen von Zeug, Gerät und Maschinen, gehört dieses Verfertigte oder Benützte selbst, gehören die Bedürfnisse und Zwecke, denen sie dienen. Das Ganze dieser Einrichtungen ist die* Technik. *Sie selbst ist eine Einrichtung, lateinisch gesagt:* ein instrumentum.

M. Heidegger (18. November 1953) (Die Frage nach der Technik)

Zeitweise maschinelle Automatisierung lebenswichtiger Funktionen

Wohl niemand kann sich der Dämonie der Technik *entziehen. Erscheint es nicht als Hybris, z.B. das schlagende Herz seines Mitmenschen anzuhalten? Nun, wie immer: Schließlich ist der Erfolg das Argument, das jeden Einwand schlägt. Sicherlich ist* der künstliche Herzstillstand *und der* Kreislauf außerhalb des menschlichen Körpers *mit Hilfe der Herz-Lungenmaschine das bislang kühnste Unterfangen der ganzen Medizin. Nunmehr sind es erstmals* hochkomplizierte Maschinen, *die ihren* Einzug in den Operationssaal *halten und in einer Art von* Parabiose zwischen Mensch und Maschine *zeitweise vitale Funktionen des Organismus übernehmen.* Die temporäre maschinelle Automatisation von Lebensfunktionen ist Wirklichkeit geworden.

K.H.B. 9. April 1958

Neuland-Operationen–juristisch gesehen

Dort, wo es wirklich um die Wahrnehmung der letzten Chance geht, ist die »Neuland«-Operation ein gehörig indizierter und in diesem Sinne sachgerechter Eingriff, der, soweit er unter dem rechtlichen Gesichtspunkt der Körperverletzung zu werten ist, als durch die Einwilligung des Patienten gerechtfertigt betrachtet werden muß.   P. Bockelmann (Chirurgen-Kongreß 1969)

Organtransplantation als Test höchster chirurgischer Leistung

Die Organverpflanzung als Heiligenwunder

Was gibt es zu denken: aus Kunst und Dichtung *stammen die schönsten Zeugnisse über Chirurgie allesamt aus der Zeit* vor *ihren großen Triumphen!*
Im Prado hängt aus der Zeit um 1500 das wunderbare Bild[1] eines unbekannten Meisters. Es zeigt die Heiligen Cosmas und Damian, *wie sie eben einem Gläubigen sein nach Spaltung einer schweren Zellgewebseiterung nicht geheiltes hellhäutiges Bein durch das Bein eines eben verstorbenen Äthiopiers ersetzt haben. So ist der Traum um 1910, der Traum von der* Überpflanzbarkeit menschlicher Organe *von einem Menschen auf den anderen, schon als Heiligenwunder vorweggenommen.*
   K. H. B. 21. November 1953

---

[1] *Vorzüglich reproduziert in J. Lassaigne, » Spanish Painting from the Catalan Frescos to el Greco« (Skira-Verlag, Genf 1952, S. 86). Dort wird das aus San Francisco de Guadalajara stammende Bild (mit Fragezeichen) Fernando del Rincon (? 1517) zugeschrieben.*

Rechtssituation aus ärztlicher Sicht

Ärztlich besehen geht es bei der Organtransplantation um eine völlig neue Rechtssituation, wird ja stets die Rechtssphäre zweier Individuen zugleich tangiert und dies gerade beim Frischverstorbenen als Spender wegen des rechtlichen Zeitpunktes seines Todes. Eine zweite Schwierigkeit: All das gewaltige Neuartige muß mit dem Strafgesetzbuch von 1871 in Einklang gebracht werden.
K. H. B. (Chirurgen-Kongreß 1969)

Die Rechtssituation aus der Sicht des Juristen

Die zum Zweck der Heilung oder Besserung eines Kranken vorgenommene Implantation eines körperfremden Organs in den Leib des Patienten ist ein Heileingriff. Das heißt: Die Organübertragung ist, gleichviel ob sie gelingt oder nicht, eine Körperverletzung, die der Rechtfertigung durch die Einwilligung des Verletzten bedarf. Die rechtfertigende Kraft der Einwilligung hängt wie immer zunächst davon ab, daß sie von einer zur Erteilung der Einwilligung kompetenten Person gegeben wird, ferner davon, daß der Einwilligende seine Erklärung in voller Kenntnis und richtiger Einschätzung ihrer Tragweite abgibt, was voraussetzt, daß er über die Indikation, die Aussichten und die Risiken der Operation gehörig aufgeklärt worden ist. Endlich darf es nicht so liegen, daß der Eingriff trotz der Einwilligung des Kranken gegen die guten Sitten verstößt.
Der Münchener Strafrechtler P. Bockelmann auf dem Deutschen Chirurgenkongreß 1969

Die Verantwortung des Chirurgen

Der Chirurg gerät in Gewissenskonflikte früher nicht gekannten Ausmaßes. So gilt z.B. bei einem moriturus als potentiellem

Spender die Nichtgewährung möglicher Hilfe rechtlich als Tötung durch Unterlassung, andererseits verschlechtert – über die Objektivierung des Hirntodes hinaus – jede Stunde Zuwartens wegen Verlängerung der Ischämie des Organs die Chance des Erfolges. Angesichts solch schier übermenschlicher Verantwortung hilft nur eines: letzte Gewissensprüfung. Des Sokrates' »daimonion ti« in uns zeigt dem Menschen an, was zu tun sei und was zu unterlassen. »Was Dir zweifelhaft ist, das tue nicht« – quod dubitas, ne feceris! – sagt schon Plinius. Und für Kant ist das Gewissen »das Bewußtsein, das für sich selbst Pflicht ist«.

K. H. B. (Chirurgen-Kongreß 1969)

Grenze zwischen Leben und Tod

Kann das ärztliche Interesse an dem Empfänger-Patienten, kann vielleicht auch ein gewisser chirurgischer Virtuosenehrgeiz nicht dazu führen, daß die Reanimationsbemühungen um den Spender vorzeitig eingestellt werden und daß sich so eine Pflichtenkollision für den Arzt ergibt? Es gehört nicht viel Phantasie dazu, um sich hier überaus makabre Situationen vorzustellen.

H. Thielicke, Hamburg (1970)

Der Chirurg – Herr über Leben und Tod?

Gerade in der Organentnahme bei Frischverstorbenen liegt der meiste Zündstoff. Letztlich geht es darum, einen Todes-Bedrohten durch einen Tod-Geweihten zu retten. Aber gerade diese Zone des Todes ist es, die die Öffentlichkeit besonders beschäftigt. Man will den Arzt als »Herrn über Leben und Tod« unter Kontrolle wissen. Halbdunkel wird nicht ertragen.

K. H. B. (Chirurgen-Kongreß 1969)

Hirntod als Hauptproblematik bei der Organentnahme von Frischverstorbenen

*Streitpunkt ist der Zeitpunkt des Todes beim Spender. Strittig
ist er nur geworden durch die außerordentlichen Fortschritte der
Reanimation. Seitdem markiert den Tod nicht mehr der Herz-
und Kreislaufstillstand – sie sind wieder in-gang-setzbar! –, sondern der Hirntod. Gerade er ist nicht an einen kurzen Zeit-punkt,
sondern an eine Weg-strecke gebunden, und immer ist die Frage
entscheidend: ist er irreversibel oder – selten genug! – vielleicht
doch noch reversibel.*   K. H. B. (Chirurgen-Kongreß 1969)

Rechtfertigung durch die Fortschritte der Wissenschaft

*Jeder Mensch als Einzelindividuum hat den Anspruch auf das
ungeschmälerte Recht zum eigenen Leben. Aber liegt nicht ein
großartiger und versöhnlicher Gedanke darin, daß der Tote noch
einmal Leben spenden darf? Wir stehen heute am Anfange dieser
Entwicklung, sie verlangt ein Umdenken, eine Umstellung von
uns allen. Es gibt hier kein absolutes Maß sittlichen Handelns,
hier herrscht nicht die Allgemeingültigkeit und Unabänderlich-
keit Kantscher Sittengesetze, hier* wandeln *sich unsere ethischen
Vorstellungen nach den Maßstäben, die uns das Fortschreiten
der Wissenschaft auferlegt.*   W. Wachsmuth (Chirurgen-Kongreß 1967)

Herztransplantation, Erfahrungsbilanz 1969

*Neben einer hohen Frühletalität ist die Methode der isotopen
Herztransplantation durch eine erhebliche Spätletalität belastet.
Die Hauptursachen verteilen sich etwa gleichmäßig auf Infektion
und Abstoßungsreaktion. Nur drei Kranke leben bisher länger
als 8 Monate.*   Fritz Sebening (Chirurgen-Kongreß 1969)

Besondere Risiken und Gefahren

Kein Zweifel: die massive Immunosuppression *stellt für den
Empfänger nach der Exstirpation des kranken Organes und nach*

der Transplantation einen dritten, *zwar unblutigen, in den Folgen jedoch schwerwiegenden chemischen Eingriff dar,* noch dazu *in bis dahin gesunde Organe und Gewebe, rechtlich gesehen also einen* Eingriff in die *sonstige* Unversehrtheit *des Empfängerorganismus.*
K. H. B. (Chirurgen-Kongreß 1969)

Schädigung der Infektabwehr

Die Immunosuppressiva haben bei entsprechender Dosis und Zeitdauer insbesondere eine perakut schädigende Wirkung auf die natürliche Körperabwehr gegenüber jeglicher Form einer Infektion. Selbstverständlich nimmt der, der vom Tode bedroht ist, alles in Kauf. Andererseits fordert die Infektionsabwehr, vor allem vor Herztransplantationen, ein Maximum an Vorsorge und infektprophylaktischer Nachbehandlung.
K. H. B. (Chirurgen-Kongreß 1968)

Krebsgefahr durch »Immunosuppressiva«

Der Erfolg der Organtransplantation setzt eine Unterdrückung der immunbiologischen Abwehrreaktion voraus. Dazu werden Corticosteroide und Cyto-, besser Carcinostatica verwandt. (Abgesehen von Krebsübertragung von krebskranken Spendern) sind 37 Fälle von oft schon nach Monaten im Empfänger entstandenen Krebsen bei der Transplantation von krebsfreien Spendern (bekannt geworden).
K. H. B. (Chirurgen-Kongreß 1971)

Verjüngung durch Transplantation von Organen Jugendlicher?

Wie wird *es mit der Organtransplantation* weitergehen? Eines wird *sicher* nicht kommen: *die* Verjüngung *mittels Ersatz alter Organe durch junge: das Zweitorgan altert sehr viel schneller als das erste. Es lebt in einem Organismus, dessen Zellen einem gene-*

tischen Code gehorchen, der den Zellen des Zweitorganes »unentzifferbar« bleiben wird. Sodann: das Zweitorgan wird von einem ihm fremden Blut mit differenten Biochemismus durchströmt. Und endlich: die Krankheitsursachen, die das Erstorgan erkranken ließen, werden auch das Zweitorgan alsbald neu erkranken lassen. Schließlich, was nutzen verjüngte Organe, wenn sie dem einzig nicht transplantablen Organ, dem Cerebrum, zur senilen Demenz verhelften? Der alte Ruf »Juvenesco« – »ich werde wieder ein Jüngling« – wird Illusion bleiben!

K. H. B. (Chirurgen-Kongreß 1969)

Chirurgische Erziehung

Die Beziehung von Schüler zum Lehrer *ist gleich zu achten der des Kindes zu seinen Eltern. Wir wissen, daß diese Gesinnung in den Anfängen der europäischen Kultur ebenso Gemeingut in allen Gilden und Schulen war, wie es im Orient zum Teil sich bis auf den heutigen Tag gehalten hat.*

Der Heidelberger Philosoph Ernst Hoffmann (1955)

Der Eid des Hippokrates

Ὀμνύω Ἀπόλλωνα ἰητρὸν καὶ Ἀσκληπιὸν καὶ Ὑγείαν καὶ Πανάκειαν καὶ Θεοὺς πάντας τε καὶ πάσας ἵστορας ποιεύμενος ἐπιτελέα ποιήσειν κατὰ δύναμιν καὶ κρίσιν ἐμὴν ὅρκον τόνδε καὶ ξυγγραφήν τήνδε · ἡγήσασθαί τε τὸν διδάξαντά με τὴν τέχνην ταύτην ἴσα γενέτησιν ἐμοῖσιν καὶ βίου κοινώσασθαι καὶ χρεῶε χρηίζοντι μετάδοσιν ποιήσασθαι καὶ γένος τὸ ἐξ αὐτοῦ ἀδελφεοῖς ἴσον ἐπικρινέειν ἄρρεσι καὶ διδάξειν τὴν τέχνην ταύτην, ἢν χρηίζωσι μανθάνειν, ἄνευ μισθοῦ καὶ ξυγγραφῆς.

»Ich schwöre bei dem Arzte Apollon und bei Asklepios, bei Hygieia und Panakeia und bei allen Göttern und Göttinnen, indem ich sie zu Zeugen mache, daß ich folgenden Eid und folgende Verpflichtung ausführen werde, soweit meine Kraft und die Fähigkeit meines Urteils ausreichen:

Daß ich meinen Lehrer *in dieser meiner Kunst* gleich achten *werde* meinen leiblichen Eltern; – *daß mein Leben ihm mitgehört und er, falls er es bedarf, über mein Hab und Gut verfügen kann;* – *daß ich seine Nachkommenschaft meinen eigenen Brüdern gleich achten werde und sie die Heilkunst lehren werde, wenn sie sie erlernen wollen, ohne Entgelt und ohne Vertrag.*

Wer chirurgisch, wissenschaftlich und literarisch arbeitet, der wird nie müde, den ganzen Tag immer neue Kranke zu sehen; er kann ja doch nirgends so viel lernen, als aus diesem Buche der persönlichen Erfahrung.   Th. Billroth (1876, S. 111)

Die höchste geistige Ausbildung eines Arztes *ist nicht erreicht, wenn er die besten neuesten Methoden kennt und auf sie eingeübt ist und jene fliegenden Schlüsse von Wirkungen auf Ursachen zu machen versteht, derentwegen die Diagnostiker berühmt sind: er muß die* Geheimnisse einer Seele verstehen, ohne sie zu verraten.   Friedrich Nietzsche

Der Student der klinischen Medizin muß ... drei Kardinaltugenden erwerben: Intellektuellen Mut, intellektuelle Aufrichtigkeit und weise Beschränkung der Aussage.   W. Dörr/G. Quadbeck (1970)

Was heißt »zerstreuter Professor«? Wer konzentriert nach innen blickt, erscheint von außen gesehen, geistesabwesend, ohne es zu sein.   K.H.B. 15. Februar 1972

Kongresse

Kongresse *sind* Börsen *vergleichbar; harte Valuta ist das Neue, Börsenmakler sind die Arrivierten,»Börsenware« der Nachwuchs.*   K.H.B. 5. April 1964

Il n'est jamais si difficile de bien parler que quand on a honte de se taire.

Es ist niemals so schwer, gut zu sprechen, als wenn man sich schämt, zu schweigen.   La Rochefoucauld (1613–1680)

Die Leidenschaften sind die einzigen Redner, die stets überreden.
                                         La Rochefoucauld (1613–1680)

Maximen für Kongreßredner

Erstens: Was Jeder weiß, braucht nicht gesagt zu werden.
Zweiter Satz: Lass' alles weg, was *sich der* Hörer *gerne* selber hinzudenkt!
Drittens: Keine Einleitung! *Beginne, wie Beethoven in seiner V. Symphonie,* sofort – *fortissimo!* – mit dem »Schicksalsthema« *Deiner Rede!*   K.H.B. 17. Februar 1972

Es sollte jeder, der etwas spricht, auch wirklich etwas zu sagen *haben.*   Tschuang-Tse

Lehren *heißt: Die Dinge zweimal lernen.* Joseph Joubert (1754–1824)

Lorsqu'une pensée est trop faible *pour porter une* expression simple, *c'est la marque pour la rejeter.*
Wenn ein Gedanke zu schwach ist, *um die Ausdrucksweise zu tragen, so ist das das Zeichen, ihn zu* verwerfen.   Vauvenargues

Zu größerer Klarheit *über seine* Gedanken *gelangt man, indem man sie* Andern klar zu machen *versucht.*   J. Unger

L'obscurité *est le royaume de l'erreur.*
Dunkelheit ist das Königreich des Irrtums.   De Vauvenargues

Das Reden tut dem Menschen gut,
wenn man es nämlich selber tut.   Wilhelm Busch (Maler Klecksel)

La clarté *orne les pensées profondes.*
Die Klarheit schmückt die tiefen Gedanken.   De Vauvenargues

La véritable éloquence consiste à dire tout ce qu'il
faut et à ne dire que ce qu'il faut.
Die wahre Beredsamkeit *besteht darin,* das Notwendige *und*
nichts als das Notwendige zu sagen.   La Rochefoucauld (1613–1680)

Der Redner soll alles beleuchten, nur nicht sich selbst.
K.H.B. 27. April 1958

Be-geist-ern kann nur, wer Geist besitzt.   K.H.B. 26. Dezember 1970

Tradition und » Schule «

Wir Chirurgen haben seit jeher ein starkes Gefühl für Tradition
gehabt. Das mag zum guten Teile daran liegen, daß sich das
Handwerkliche, das noch immer ein wesentlicher Bestandteil un-
seres Berufes ist, nicht ohne die Erfahrungen und Errungenschaf-
ten unserer früheren Meister denken läßt. So ist der Begriff der
» Schule « bei uns Chirurgen besonders ausgeprägt.
W. Wachsmuth (Eröffnungsansprache Chirurgen-Kongreß 1967)

Auf Deutschlands hohen Schulen bekommt man seinen Vorgesetzten nicht vor-ge-setzt. Man wählt seinen Lehrer selber nach innerer Affinität und Ideal, aber man hält ihm auch die Treue bis ans Ende der Tage –: gerade, wenn er ein »harter« Lehrer war.

K.H.B. 12. Januar 1963

Ein Quidam sagt: »Ich bin von keiner Schule;
Kein Meister lebt, mit dem ich buhle;
Auch bin ich weit davon entfernt,
Daß ich von Toten was gelernt.«
Das heißt, wenn ich ihn recht verstand:
Ich bin ein Narr auf eigne Hand.   J. W. v. Goethe

Wahre Wissenschaft ist der Inbegriff der Nüchternheit, denn Wissenschaft sucht Tatsachen, immer neue Tatsachen. Dazu bedarf es einer immer stärkeren Loslösung vom Persönlichen, immer stärkerer Objektivierung. Andererseits ist ewige Objektivität unerträglich. Die Wahrheit macht uns vielleicht frei, aber sie allein macht uns nicht glücklich. Der Mensch will keine ausschließliche Atomisierung und keine alleinige Objektivierung seines Wissens, er erträgt nicht die ewig fortschreitende und immer weiter zergliedernde Analytik. Er bekommt mit der Erkennung neuer Tatsachen eine tiefe Sehnsucht nach Erkenntnis der Zusammenhänge, eine Sehnsucht nach Synthese. Er fordert deshalb bei aller Objektivität im Sachlichen ein physiologisches Gegengewicht, eine Beziehung zu dem Erkennenden, eine Beziehung zu dem Quell, aus dem das Wissen entstammt, und das ist die Subjektivität im Persönlichen, die Subjektivität in allem. All das notwendige objektive Wissen *des Verstandes muß auch* noch gegengesteuert *werden* durch Kräfte des Gemüts.

K.H.B. 4. Mai 1933

Vor-Gesetzter sollte nur sein, wer Vor-Bild ist. K.H.B. 2. Juli 1966

Wenn der Chirurg operiert, operiert stets sein Lehrer mit.

K.H.B. 9. April 1958

Das Sonderrecht der Lehrfreiheit umschließt für den akademischen Lehrer auch die Sonderpflicht, daß er aus seinem Gewissen heraus tatsächlich auch seine Lehrmeinung klar, offen und rückhaltlos vertritt. Professus sum – heißt zu deutsch: Ich bin ein Bekenner, und das bedeutet, daß er sich furchtlos und treu zu der von ihm erkannten Wahrheit offen zu bekennen die Pflicht hat.

K.H.B. Antrittsvorlesung Breslau. 4. Mai 1933

Wachen Sie mit darüber, daß der sachliche Kampf der Meinungen lebendig bleibt, denn nur aus dem Wechselspiel von Für und Wider erwächst die Erkenntnis; und Kampf allein ist und bleibt auch hier der Vater aller Dinge.   *K.H.B. 4. Mai 1933*

Das Bild des Chirurgen hat sich in vielem gewandelt. Der Chirurg von heute ist nicht mehr eine Sonderform des Grandseigneurs. Die Demokratie stuft ihn ein nach seinem Wert innerhalb der sozialen Rangordnung. *Aber seine Unentbehrlichkeit in Situationen hoher individueller Not, die oft dramatische Sinnfälligkeit seines Eingreifens und der Seltenheitswert höchster Leistungsstufe sichern ihm in der sozialen Hierarchie einen guten Platz* und – *Publizität, auch ohne Nachhilfe.*   *K.H.B. 16. April 1952*

Spezialisierung

Non omnia possumus omnes.
Wir können nicht alle alles.   *Ucilius (Macrobius, sat. VI, I, 35)*

Je mehr wir können, um so weniger kann der Einzelne alles.

K.H.B. 1956

»Bindestrich-Chirurgen?« *1932*!

Wir finden, daß es sich bei den meisten Absplitterungsbestrebungen *nicht darum handelt, die operative Chirurgie durch ein weniger gefährliches Verfahren zu ersetzen, sondern darum, die Operation aus der Hand des Chirurgen wegzunehmen und in die Hand eines* Spezialisten *überzuführen. Man könnte diese neue Spezialistensorte (als Beispiele werden genannt: Neuro-Chirurg, Unfall-Chirurg usw.) als* Bindestrich-Chirurgen *bezeichnen, wie die Amerikaner einen Teil ihrer Landsleute, die Deutsch-Amerikaner usw. als* Bindestrich-Amerikaner *bezeichnen ... Aber, meine Herrn, sind denn diese Bindestrich-Chirurgen wirklich etwas Neues? Nein, und abermals* nein – *sie waren immer in den Reihen der Chirurgen zu finden, sie sind auch heute noch da. Sie verzichten nur auf das Adjektiv und nennen sich* schlechthin Chirurgen. *Sie sitzen hier unter uns.*

Friedrich Voelcker (Eröffnungsansprache, Chirurgen-Kongreß 1932)

Die Wissenschaft *ist in ein Stadium der* Spezialisierung *eingetreten, wie es früher unbekannt war, doch wird dies in alle Zukunft so bleiben. Nicht nur äußerlich, nein gerade innerlich kann der Einzelne das sichere Bewußtsein, etwas wirklich ganz Vollkommenes auf wissenschaftlichem Gebiet zu leisten, nur im Falle strengster Spezialisierung sich verschaffen.*

Der frühere Heidelberger Soziologe Max Weber (1864–1920)

Für die Wissenschaft *ist die* Spezialisierung *schlechthin ihr Schicksal. Wer hier wirklich Neues leisten will, kann es nur durch Beschränkung auf ein oder später vielleicht auf mehrere Gebiete. Den großen Berg des Unerforschten kann man nur durch Arbeitsteilung abtragen.*

K.H.B. 16. April 1952 (Eröffnungsansprache, Chirurgen-Kongreß)

Anders die praktische Spezialisierung. Sie hat ihre Grenzen. Der Erfinder der Gefäßnaht, Organtransplantation und Gewebe-

züchtung Nobelpreisträger Alexis Carrell sagt einmal: »Großer
Schaden entsteht durch die extreme Spezialisierung der Ärzte.
Die Medizin hat den kranken Menschen in kleine Bruchstücke
geteilt und für jedes dieser Fragmente gibt es einen eigenen Spe-
zialisten.« Er fährt fort: »Je hervorragender ein Spezialist ist,
desto gefährlicher ist er.« – Das war 1935!!   K.H.B. 16. April 1952

Mehrfache Spezialisten als Voraussetzung übergroßer Operationen

Die neuen übergroßen Operationen an den Lungen, am Herzen,
den großen Gefäßen usw. haben implicite eine nützliche Wand-
lung gebracht: Solche Operationen sind wohl auch heute noch
letztlich eines Mannes Verantwortung, aber sie setzen – vor, bei
und nach der Operation – besonders geschulte Mitarbeiter, kurz
Spezialisten, voraus.   K.H.B. 16. April 1952

Das »unter-einem-Dach«-Prinzip

Was wir können, das ist, jede noch bestehende allgemein-chirur-
gische Klinik zu einem föderalistischen System aller chirurgischen
Spezialfächer auszubauen, den kleineren Abteilungen größere
Selbständigkeit einräumen, sie aber alle durch das eiserne Band
der allgemeinen Chirurgie *zusammenhalten. Sie allein ist die*
Magna charta operationum. ... Das »unter einem Dach-
Prinzip« *bringt Vorteile für alle Beteiligten:* Jeder lernt von
Jedem!   K.H.B. 1. 1952 April

Eine einleuchtende Synthese zu einem Ganzen *gelingt nicht da-*
durch, daß sich die Spezialisten am grünen Tisch zu einer Kon-
ferenz zusammensetzen. Hier bedarf es vielmehr der Arbeit eines
einzelnen Mannes. Ein Kunstwerk ist nie von einem Künstler-
Ausschuß geschaffen worden und kein Kommittee von Gelehrten
hat je eine große Entdeckung gemacht.   A. Carrel (1873–1944)

Der Weg zum Departementsystem

Die Entwicklung der chirurgischen Departments in Deutschland wurde im Vergleich zu anderen glücklicheren Ländern zwangsläufig durch die Kriegs- und Nachkriegszeit verzögert. Andererseits resultierte hieraus die Chance, vom internationalen zentrifugalen Trend das Gute zu assimilieren und Nachteiliges zu vermeiden. Vor allem im Interesse der Patienten und der chirurgischen Ausbildung sollten die Kontakte zwischen den neuen und alten Spezialitäten durch gegenseitigen Austausch von Entwicklungen und Erfahrungen unbedingt erhalten bleiben.

Fritz Linder (23. Kongreß der Société Internationale de Chirurgie 1969)

Ärztlich-chirurgische Ethik

ZUVÖRDERST –:   *Da nun aber ein Naturkündiger seine Zufluch/*
EHRFURCHT!   *unumgänglich zur Anatomie nehmen mußt wenn er das innere eines jeden Cörpers ent-*
decken will; Was wird nicht erst ein Chirurgus thun müssen/als welcher den Menschlichen Cörper/das allervollkommenste Werck/so von den Händen des Schöpfers *kommen/zu tractiren* hat.   *Peter Dionis (1722)*

Im Höchstmaß ärztlicher Verantwortung kulminiert die Sonderstellung des Chirurgen.   *K.H.B. 4. Mai 1933*

Vor allen Dingen aber muß der Chirurgus sein eigener Richter seyn/und ihm selbst recht sprechen/was er verdienet; ich will soviel sagen/wenn er sich zu einer schweren Operation nicht geschickt noch exercirt genug findet/soll er sie lieber einen andern (nemlich Geschickteren) thun lassen/als daß er sie verwegener Weise unternehmen wollte.   *Peter Dionis (1722)*

Wie oft braucht's für den Chirurgen zum Nichtoperieren *mehr Wissen und* größere *Verantwortung, als zum Operieren.*

K.H.B. 1. Mai 1959

Was Wunder, wenn aller Fortschritt nur diesseitig gebundene Chirurgen zu letzter Kühnheit *reizt, das nämlich zu operieren, was man technisch operieren* kann, *statt dessen, was man operieren* muß.

K.H.B. 21. November 1953

Irgendetwas muß dem Menschen heilig sein, beim Chirurgen ist es seine Indikation.

K.H.B. 30. Januar 1964

Hybris muß man auslöschen, noch mehr als eine Feuersbrunst.

Heraklit

Unter allen Fächern der Medizin stellt in puncto »Autorität« *die Chirurgie die Probe aufs Exempel.*
Ist sie da, ist sie ein Segen für Alle, fehlt sie, so ist dies der berühmte »Fluch der bösen Tat, daß sie fortzeugend immer Böses muß gebären«[1].

K.H.B. 16. Januar 1972

Autorität par coeur

Gar leicht gehorcht man einem edlen Herrn,
der überzeugt, indem er uns gebietet.   J. W. v. Goethe (Tasso II, 3)

Autorität im Departementsystem

In unserer Generation ist eine chirurgische Klinik ohne ein bestimmtes Maß von Autorität *und Disziplin schwer vorstellbar.*

---

[1] *F. v. Schiller's Piccolomini 5, 1.*

Natürlich müssen überkommene Nachteile eines solchen Ordnungssystems durch bestimmte »parlamentarische Maßnahmen« kompensiert werden. Andererseits dürfte ein »volldemokratisiertes« chirurgisches Department Schwierigkeiten haben, seine Überlegenheit zu beweisen, da ein Mehrheitsbeschluß keineswegs immer die beste Entscheidung für den Kranken garantiert.

Fritz Linder (23. Kongreß der Société Internationale de Chirurgie 1969)

Schweigepflicht

Ἃ δ' ἂν ἐν θεραπείη ἢ ἴδω ἢ ἀκούσω ἢ καὶ ἄνευ θεραπηίης κατὰ βίον ἀνθρώπων, ἃ μὴ χρή ποτε ἐκλαλέεσθαι ἔξω, σιγήσομαι ἄρρητα ἡγεύμενος εἶναι τὰ τοιαῦτα.

Was ich bei der Behandlung sehe oder höre oder außerhalb der Behandlung im Leben der Menschen, werde ich, soweit man es nicht ausplaudern darf, verschweigen und solches als ein Geheimnis betrachten.

Aus dem Eid des Hippokrates

Was der Kranke dem Arzt anvertraut, muß ihm heilig sein, wie einem Geistlichen die Beichte.

K.H.B. 1. Juli 1971

Einem Behandlungsfall treten sie unterschiedlich gegenüber: ein Richter denkt nach, ein Chirurg denkt voraus. Beide müssen entscheiden (Entscheidungszwang).

Der Heidelberger Professor für Öffentliches Recht Hans Schneider 7. April 1972

Mit dem Chirurgen *sollte man es* nie verderben: *»man kann nie wissen«.*

Prorektor Fritz Ernst 1947

II. Vom Patienten

Gesundheit, Krankheit

Es gibt tausend Krankheiten, aber nur eine Gesundheit.

L. Börne (1786–1837)

Mens sana in corpore sano

Dec. Jul. Juvenalis (etwa 60–140 n. Chr.) Sat. 10.356

Gesundheit *ist gewiß nicht alles, aber ohne Gesundheit ist alles nichts.*

A. Schopenhauer (1788–1860)

Wir wollen nicht wissen, was Gesundheit ist, wir wollen lieber gesund sein, als erkennen, was die Gesundheit ist.   *Aristoteles*

Gesundheit erflehen die Menschen von den Göttern und wissen nicht, daß es in ihrer Macht steht, Gesundheit zu bewahren.

Demokritos von Abdera (geb. um 480 v. Chr.)

Der gold- und perlenbesetzte Betthimmel hat nicht die Kraft, das Bauchgrimmen bei einem Kolikanfall zu lindern. ... Es ist eben ein Mensch. Und wenn er einen Geburtsfehler *hat, kann dieser auch durch die Weltherrschaft nicht wieder gutgemacht werden.*

M. de Montaigne (1533–1592)

Was nützt mir der ganzen Erde Geld?
Kein kranker Mensch genießt die Welt.

J. W. v. Goethe, 6. November 1768 (Brief an Frl. Oeser-Leipzig)

Besonders überwiegt die Gesundheit *alle äußeren Güter so sehr,
daß wahrscheinlich ein gesunder Bettler glücklicher ist als ein
kranker König.*   A. Schopenhauer

*Man sieht der Gesundheit nicht an, was sie bedingt. Sie ist eine
Funktion des Organismus im ganzen und aller seiner Teile.*
                                                         K.H.B. 1963

*Für Gesundheit gibt es keinen Test! Der Arzt kann immer nur
feststellen: nichts Krankes.*   K.H.B. 14. Januar 1964

Rascher als alles andere entsteht Angst.
                                        Leonardo da Vinci (1452–1519)

*Omnium rerum principi parva sunt.
Aller Dinge Anfänge sind klein.*   Cicero (106–43 v.Chr.)

Nicht dem Vergnügen, der Schmerzlosigkeit *geht der Vernünf-
tige nach.*   A. Schopenhauer (nach Aristoteles)

Νοῦσος ὑγιείην ἐποίησεν ἡδύ, κακὸν ἀγαθόν, λιμὸς κόρος, κάματος
ἀγάπαυσιν.
Krankheit macht die Gesundheit süß, *Übel das Gute, Hunger
die Sättigung, Anstrengung das Ausruhen.*   Heraklit

*Der Schmerz hat in unserem Leben ja nicht nur eine negative,
sondern auch eine schöpferische, eine Bestimmungsfunktion.*
                              Der Hamburger Theologe M.Thielicke (1970)

Der Mensch, der krank zu Bette liegt, kommt mitunter dahinter, daß er für gewöhnlich an seinem Amte, Geschäfte oder an seiner Gesellschaft krank ist und durch sie jede Besonnenheit über sich verloren hat: er gewinnt diese Weisheit aus der Muße, zu welcher ihn seine Krankheit zwingt.   Friedrich Nietzsche (1844–1900)

Immer sichert die Natur *das Lebenswichtige durch mehrfache Schutzregulationen zugleich.*   K.H.B. 16. Januar 1972

Gesundheit ist Leben in voller Anpassung an die wechselnden Bedingungen der Umwelt und Inwelt. Ein Zustand also, bei dem alle Gewebe und alle Organe in Wechselwirkung untergeordnet bleiben »dem Ganzen, das selber kein besonderes Organ, sondern in allem gegenwärtig ist« (K. Jaspers). Krankheit dagegen ist Leben an den Grenzen der Anpassung.   K.H.B. 10. September 1958

So unbestritten es ist, daß erst der Synergismus der Antagonisten das Getriebe im Organismus funktionell im Gange hält, so sicher ist es, daß erst die »Homoiostase«, *der Gleichgewichtszustand im ewigen Kreislauf allen vitalen Geschehens, die* Gesundheit *offenbart.*   K.H.B. 16. Januar 1972

Die Krankheit ist Zwist der Organe. Die allgemeine muß fast immer örtlich werden, so wie die örtliche in allgemeine übergeht.
Novalis (Fragmente)

Oft bringt die Arzeney *die* Krankheit *erst hervor.* Gracian (S. 18)

Hysterische? *Sie sind nicht gesund, wenn sie nicht ein bißchen krank sind.*
Friedrich v. Müller (Internist, zuletzt in München) (1858–1941) (Im Kolleg)

Der Patient im biblischen Alter

Als Ersatz für das natürliche Gedächtnis, das mir abgeht, fabriziere ich mir ein Papiergedächtnis. *Wenn nun mein Leiden ein neues Symptom erkennen läßt, schreibe ich es auf ... Ich blättere dann in den kleinen, unzusammenhängenden Zetteln wie im Wahrsagebuch der Sibylle. Dann finde ich in früheren Erfahrungen jedes Mal eine tröstliche Parallele, die mir einen günstigen Verlauf voraussagt.*   M. de Montaigne (1533–1592)

La maladie éteint dans quelques hommes le courage, dans quelques autres la peur, et jusqu'a l'amour de la vie.
Die Krankheit löscht bei manchen Kranken den Mut aus, bei manchen anderen die Furcht und dies bis zur Lebensfreude.

De Vauvenargues (1715–1747)

Carcinophobie – *ein Circulus vitiosus! Ein Mensch ist gesund, bildet sich aber Krebs ein; hat er aber wirklich Krebs, so bilden sich die anderen ein, er sei gesund.*   K.H.B. 11. Februar 1964

»Chirurgisch« krank

Für den Kranken schließt die Notwendigkeit einer Operation die Ideenassoziation in sich: Heilung nur um den Preis einer Verwundung mit der Folge einer Zweitkrankheit, der »maladie post-operatoire« (Leriche), von Krankheitserscheinungen also, die erst die Operation verursacht.   K.H.B. 13. März 1971

Operationsschmerz als Bewährung vor 400 Jahren

Wo könnten diese Tugenden Edelmut und Entschlossenheit wirken, wenn es keinen Schmerz mehr gäbe, demgegenüber sie sich bewähren könnten? »Mut ruft nach Gefahr.« Wenn wir nicht auf

*der bloßen Erde schlafen, uns schneiden und ein Geschoß heraus-
operieren lassen und aushalten können, wie die Wunde genäht,
ausgebrannt und in ihr herumgestochert wird, wodurch wollen wir
uns dann den gemeinen Seelen überlegen zeigen?*

M. de Montaigne[1] (1533–1592)

*Findet sich ein Chirurgus offtmahls genöthiget/wider seinen
Willen einen Schenckel abzunehmen/ um dem Patienten das Leben zu retten/ indem es doch noch besser ist mit drey Gliedern zu
leben/ als mit vieren zu sterben.*   Peter Dionis (französischer Chirurg) 1722

*Es ist männlicher, sich ein Bein abnehmen zu lassen, als am
kalten Brand zu sterben.* J. W. v. Goethe an Karl August (6. Oktober 1816)

Wenn Du die Hilfe des Arztes *erwartest, mußt Du die Wunde
aufdecken.*   A. S. Boethius (480–542) (Trost der Philosophie)

*Ist der Arzt von irgend etwas Neuem prima vista fasziniert, soll
er sich immer fragen: Fortschritt! Aber um welchen Preis für den
Kranken?*   K.H.B. 11. April 1964

Der Patient – inmitten Spezialisierung und Technisierung

*Eine Sorge soll nicht verschwiegen werden, nämlich ob bei der
immer weiterschreitenden Spezialisierung und Technisierung, in-
sonderheit in der Chirurgie, der Kranke nicht mehr und mehr
Objekt unserer Diagnostik, Forschung und Behandlung wird. Wir
können ihr begegnen, wenn sich bei aller Gruppenarbeit ein Arzt
für das Wohl und Wehe letztlich verantwortlich fühlt und wenn*

---

[1] *Hier bezieht sich M. de Montaigne auf: Avida est periculi virtus. Seneca, Providentia 4.*

wir uns von den Worten der Dichterin v. Ebner-Eschenbach leiten lassen: »*Liebe jeden Menschen, der Leidende aber sei Dein Kind*«.

R. Zenker (Eröffnungsansprache Chirurgen-Kongreß 1968)

Montaigne über seine Nierensteine

Plinius sagt, es gebe nur wenige Krankheiten, *die* zum Freitod *berechtigen; die quälendste von diesen ist der* Blasenstein, *wenn durch ihn das Wasserlassen unmöglich geworden ist:* Seneca *gesteht diese Berechtigung nur* zu, *wenn der Geist seinen Dienst versagt* ...

Es ist anzunehmen, daß ich die Anlage *zur Steinbildung von meinem Vater habe. Denn er starb unter entsetzlichen Schmerzen an einem großen* Blasenstein. *Er merkte von seinem Leiden erst etwas, als er 67 Jahre alt war.*

Wo verbarg sich so lange die Disposition zu dieser krankhaften Anlage? Und wie konnte das kleine Partikelchen von ihm, *mit dem er mich zeugte, als seine* Krankheit noch in weiter Ferne *lag, von ihr* schon so wirksame Spuren enthalten? *Und warum blieb diese Einwirkung so lange verborgen, daß ich erst 45 Jahre später etwas davon spürte, und zwar als einziger von meinen vielen Geschwistern, alle von einer Mutter?*

Die Blasenkolik *bringt mir wenigstens den einen Gewinn, daß sie mich vollständig mit dem* Tod *ausgesöhnt und an ihn gewöhnt hat, was mir vorher noch nicht gelungen war.*

M. de Montaigne (28. Februar 1533 – 13. September 1592)

Montaigne über seinen Sturz vom Pferde

Ich hatte den Eindruck, daß mein Leben nur noch ein Hauch *sei; ich schloß die Augen, um, wie ich glaubte, beim Ausatmen dieses Hauches mitzuhelfen; mit Genuß gab ich mich dieser Empfindung des Verfalls und des Vergehens hin. Diese Empfindung war nur ganz oben in meiner Seele, so zart und schwach wie alles übrige; aber sie war wirklich nicht nur* frei von Unlustgefühlen, *sondern es war etwas von der Wonne dabei, die wir beim Einschlafen empfinden*[1].   M. de Montaigne (1533–1592)

Der völlig unvermutet, plötzlich sterbende Patient

Nur der, der eine operative Tätigkeit ausübt, weiß, wie vernichtend es auf den verantwortlichen Chirurgen wirkt, wenn er plötzlich wie aus heiterm Himmel an der Leiche eines Menschen steht, der sich ihm zur Vornahme eines nicht lebensnotwendigen Eingriffes anvertraute.   M. Kirschner (23. April 1924)[2]

Der entlarvte Simulant

Κιανὸς ποδάγραν. τούτου ὕπαρ χὰν ποτιπορευομένου δάκνων αὐτοῦ τοὺς πόδας καὶ ἐξαιμάδσων ὑγιῆ ἐποίησε.   *Inscr. Graec. IV 952 (133)*

Κιανὸς – lahm? *Während er wach im Tempel saß, entriß ihm ein* Knabe seine Krücke *und lief damit weg. Da stand er auf, lief ihm* nach und war von da an gesund.

Heilbericht aus Epidauros (berühmter griechischer Kurort)

Vom Arzt-Patienten-Verhältnis

Der Kranke will eigentlich nicht wissen, sondern gehorchen. Die Autorität des Arztes *ist ihm ein erwünschter* fester Punkt, *der ihn eigenen Nachdenkens und eigener Verantwortung überhebt.*   K. Jaspers (1954)

---

[1]*Das erste große Essayist und »Moralist« (nicht im Sinne eines Moralpredigers, sondern eines sich selbst beobachtenden – »que sais je? – Lebensphilosophen). Späthumanismus. Große Nachwirkung, besonders in Frankreich.*
[2] *Anläßlich der Vorstellung des ersten operativ geheilten Falles einer unmittelbar lebensbedrohlichen Lungenembolie.*

NOTWENDIGE DISPOSITIONES DES PATIENTEN

So werden auch an einem Patienten | wenn er will curiret werden | drey Dispositiones *des Gemüths erfodert; nemlich ein gutes* Vertrauen *| Gedult und Gehorsam, Sobald der* Patient *einen* Chirurgum *erwählet | muß er glauben | daß kein geschickterer auf der Welt sey; und in diesem Glauben muß er alle diejenige | so ihm von närrischen* Arcanis *oder besondern geheimen Artzney-Mitteln was vorschwätzen | nicht mehr hören | sondern sich ihm gäntzlich überlassen. Aus diesem Vertrauen folget nun die Gedult | denn es muß der* Patient *ohne murren alles leiden | was der* Chirurgus *mit ihm machen will | und gar nicht zweifeln | indem vor einem* Patienten *nichts gefährlichers ist | als die Ungedult | was er noch von Krafft und Verstand übrig hat | verschleudert. Der* Gehorsam *ist auch eine Würckung des Vertrauens | denn es muß der* Patient *seine Augen nur zuthun | und demjenigen | was der* Chirurgus *ihm vorschreibet | folgen | und glauben | daß keine sichere und gewissere Mittel zur Wiedererlangung seiner Gesundheit vorhanden.*
Peter Dionis (französischer Chirurg) 1722

Jeder Kranke ein individueller »Fall«

Der Arzt macht den kranken »Menschen« nicht als solchen gesund, sondern den Kallias oder den Sokrates oder wie er sonst heißen möge. Zur Behandlung steht immer nur der einzelne Fall.
Aristoteles (384–322 v.Chr.)

Vor 400 Jahren. Weniger Selbst-, als Gottvertrauen

»Je te panse, Dieu te guérira!« (Ich verbinde Dich, Gott wird Dich heilen.)
Ambroise Paré (1510–1590)
»Vater der französischen Chirurgie« (Gefäßligatur statt Kauterisation!)

Die erste Begegnung

Psychologisch ist die erste Befragung von großer Bedeutung. Sie ist die erste persönliche Fühlungnahme zwischen Arzt und Pa-

tient. Der Kranke, oft noch geängstigt von banger Erwartung und Ungewißheit, steht plötzlich dem Arzt seiner Wahl Aug in Aug gegenüber, er hört die Stimme des Arztes, ihre Klangfarbe, ihren inneren Ton, er fühlt aus seinen Fragen die innere Teilnahme, er empfindet, daß dieser Arzt für ihn da ist, jetzt wirklich für ihn, für ihn ganz allein. Da springt dann jener erste Funke jenes wunderbaren Vertrauens zwischen dem Menschen in Not und seinem Nothelfer über, und nun kann der Arzt auf diesem Vertrauen aufbauen, weiterbauen, sich ein Bild machen, was sich der Kranke selbst zurechtgedacht hat, wie er seine Krankheit erlebt, was er von ihr befürchtet und was er von seinem Arzt erhofft.

K.H.B. (Antrittsvorlesung Breslau) 4. Mai 1933

»Der Chirurg ist in seinem Handeln nur eingeengt durch den nie zu verlassenden Grundsatz, daß der Eingriff niemals dem Patienten mehr Gefahren bringen darf als das Leiden, wegen dessen er unternommen wird.«   E. Graser-Erlangen (Chirurgen-Kongreß 1890)

Der Kranke will – heute erst recht – daß an ihm alles »gemacht« wird, was nötig, nicht aber alles, was möglich ist.

K.H.B. 25. März 1972

Der Kranke erwartet den Arzt täglich mit Sehnsucht; um diesen ärztlichen Besuch dreht sich sein ganzes Denken und Empfinden. Der Arzt kann alles das schnell und exakt abmachen, darf aber nie eilig erscheinen, nie zerstreut. Das ist es, was den Arzt beliebt macht, was ihm Freunde und Praxis erwirbt.   Th. Billroth (1876)

Die Verantwortung gegenüber dem Kranken

So ist im Verhältnis Patient/Operateur die chirurgische Grundsituation immer die gleiche: von seiten des Kranken, wenn er seinen Körper dem Operateur überantwortet, ein Höchstmaß menschlichen Vertrauens, für den Chirurgen eine schier übermenschliche Verantwortung! Und was liegt darin für ein Vertrauen auf eigenes Können, wenn der Operateur alle Gefahr in Rechnung stellt und immer wieder den hohen Einsatz, oft genug den des Lebens selber wagt!

K.H.B: Festvortrag vor » Univ.-Gesellschaft Heidelberg « anläßlich des 567. Gründungstages der Universität (21. November 1953)

Der Patient und seine Umgebung

Das moderne Krankenhaus

Das Krankenhaus ist ein Brennspiegel, in dem sich fast alle Probleme unserer Zeit verkleinert abzeichnen. Es nimmt nicht nur an den gesellschaftlichen Umschichtungen unserer Zeit teil, sondern es spiegelt auch eine Vielzahl der inneren Fragen wider, die uns beschäftigen: unser Verhältnis zum Dienstgedanken zum Beispiel oder unsere Stellung zum Beruf. Selbst hintergründige Fragen der Anthropologie werden hier aktuell, wie etwa die Frage, welchen Stellenwert und Sinn das Leiden in unserem Leben habe und wie sich demzufolge medizinisches Handeln zu verstehen habe: als partielle Organreparatur oder als heilende Begegnung mit dem ganzen Menschen.   *Der Hamburger Theologe M. Thielicke 1970*

Niemand ist anders von mir behandelt worden als ich behandelt sein möchte, wenn ich dieselbe Krankheit bekäme.

Th. Sydenham (1624–1689) K. Jaspers: Die Idee des Arztes

Aus der » hierarchischen « Zeit von 1939!

Es wird wohl kaum irgendwo anerkannt, daß der Ruf einer Krankenanstalt in allererster Linie *von den ärztlichen und menschlichen* Eigenschaften des Chefarztes, *von seiner Pflichterfüllung und von dem* Geist des Hauses, *den er prägt, abhängt.*

Otto Nordmann (Eröffnungsansprache, Chirurgen-Kongreß 1939)

Der Kranke fühlt sich nie kollektiv-zugehörig, sondern als Individuum. Er will nicht verwaltet, sondern behandelt werden.

K.H.B. (Chirurgen-Kongreß 1952)

Für Patienten unerwünschte Chirurgentypen

Es giebt Chirurgos, *welche | da sie kaum zum* Patienten *ins Zimmer getretten | gleich ein Getöße durch ihr Geschrey und tausenderley unnütze Fragen verursachen | oder welche aus übergrosser Geschäfftigkeit ihre Haare aufknüpffen und die Ermel aufstreiffen | als ob sie jetzt alle ihre Kräffte dran strecken solten, welches denn dem* Patienten *sowohl als den Anwesenden | ohnstreitig ein Schrecken einjagen muß.*

Peter Dionis (französischer Chirurg) 1722

Schock-Utopie: Zukunfts-Krankenhaus

Da sähe man dann den Fließbandtransport des eingelieferten Kranken-» Materials« vor sich, den Weg durch die lochkartenbewehrte Aufnahme und durch Laboratorien in das selbstverständlich automatisierte Bett. Dieses Bett könnte mit elektronisch gesteuerten Apparaturen versehen sein, die ohne menschliche Intervention die Gehirnvorgänge regeln, die Schlaf oder Wachheit, Appetit oder Bereitschaft zum Fasten erzeugen. Der sowieso auf das Elementare, auf Nahrungsaufnahme und Ausscheidung reduzierte, gleichsam vereinfachte Mensch *würde also von* Apparaturen verwaltet. M. Thielicke-Hamburg (nach Orwells » 1984«)

Die Verantwortung im Klinikbetrieb

Das Ausmaß ärztlicher Verantwortung übersteigt oft menschliche Kraft. Zusätzliche Kraft ist vonnöten, Kraft aus der Demut vor Gott, aus der Ehrfurcht vor den heilenden Kräften der Natur und aus der Hingebung an den kranken Mitmenschen.

K.H.B. 21. November 1953

*Gerade der jetzige Chirurg hat allen Grund zur Bescheidenheit!
Seine Operation ist ja längst nicht mehr nur seiner Hände Werk.
Viele Helfer helfen mit, zu vorderst natürlich die Schar der
Assistenten.*   K.H.B. 9.April 1958

*Der Schwesternberuf, unserer eigenen ärztlichen Arbeit wesens-
verwandt, ist und bleibt ein Opferberuf und dient niemals nur
dem Gelderwerb. Es würde um vieles dunkler werden in unseren
Krankenhäusern, wenn sie nicht auch in Zukunft erhellt blieben
von echtem Samaritergeist.*
                Rudolf Reichle (Eröffnungsansprache, Chirurgen-Kongreß 1957)

Die Schwester zwischen Patient und Arzt

*Steht zwischen der Forschung und dem Patienten der Arzt, so
steht zwischen dem Arzt und dem Patienten die Schwester. Sie
allein setzt ja so unendlich viel erst in die diagnostische oder
therapeutische Tat und in die pflegerische Menschlichkeit um.
Wem als Arzt Helfendürfen höchstes Berufsglück ist, der ver-
neigt sich vor dem stillen Heldentum freiwillig helfender Pflichterfüllung aus der Güte des Herzens und aus der Liebe zum
Menschen.
Nirgends anders ist sie in gleicher Weise realisiert, als im Idealismus der Schwestern in ihrer Mittleraufgabe zwischen Arzt
und Patient.*   K.H.B. 30.Oktober 1968 (Bad Boll)

Aufklärung, Einwilligung

Jeder Chirurg ist sich klar darüber: Vor die Operation *haben
die Götter – und nach ihnen die Juristen – die* Einwilligung *und
vor die* Einwilligung *die* Aufklärung *gesetzt.*   K.H.B. 1963

Καὶ ἀπὸ τοῦ θεραπεύοντος κακὸν μὲν μηδὲν προσγίνεσθαι, ἀλλ' ἀρκέειν τὰ ἀπ' αὐτῶν τῶν νουσημάτων ὑπάρχοντα, ἀγαθὸν δὲ ὅ τι ἂν οἷός τε ᾖ. καὶ ἢν μὲν ὀρθῶς θεραπεύοντος τοῦ ἰητροῦ ὑπὸ μεγέθεος τῆς νούσου κρατέηται ὁ κάμνων, οὐχὶ τοῦ ἰητροῦ αὕτη ἡ ἁμαρτίη ἐστίν.

Vom Arzt darf nichts, was die Krankheit verschlimmert, ausgehen – was die Krankheiten selber Schlimmes bringen, ist schon genug –, Gutes hingegen, soviel in seiner Macht liegt. Sollte der Kranke trotz richtiger ärztlicher Pflege der Stärke der Krankheit erliegen, so gehört die Schuld nicht dem Arzt.

Hippokrates (Die Leiden 13)

Wahlspruch der Aufklärung ganz allgemein

Sapere aude: Habe Mut, Dich Deines eigenen Vestandes zu bedienen! ist der Wahlspruch der Aufklärung.

J. Kant: Was ist Aufklärung?

Operation gleich Körperverletzung?

Das Strafgesetzbuch wird den Gesetzgeber demnächst in seiner Ganzheit beschäftigen. So scheint der Augenblick günstig, dafür zu sein, daß die ... Chirurgie ihr Ansehen dafür einsetzt, daß ... Bestimmungen dem Strafgesetzbuch eingefügt werden, aus denen sich endlich ergibt, daß der Gesetzgeber den Eingriff *des Chirurgen der Sache und Sinnbedeutung nach* zu unterscheiden *weiß* vom Messerstich eines Raufboldes.

Der Strafrechtler Eberhard Schmidt, Heidelberg (Auf dem Chirurgenkongreß 1952)

Aus chirurgischer Sicht

Operation und Körperverletzung haben nur ein Merkmal gemeinsam: die Durchtrennung von Körpergeweben. *Alles*

Andere ist grundverschieden. Die vorsätzliche Körperverletzung erfolgt immer im Affekt, in Wut, aus Eifersucht oder Gewinnsucht, jedenfalls in Schadensabsicht, sie trifft den unversehrten Körper. *Eine* Operation *dagegen erfolgt nie im Affekt, sondern immer nur aus dem Motiv,* zu helfen *und zu heilen. Alles wird so schonend als möglich und immer nur unter der Mitwirkung Dritter ausgeführt. Ein operativer Eingriff betrifft de facto niemals den unversehrten, sondern immer nur einen entweder durch eine schwere Verletzung versehrten Körper, oder einen Körper, der in seiner Unversehrtheit durch Krankheit bereits schwer bedroht ist. Immer versucht der operative Eingriff die schon bestehende Versehrtheit in eine Unversehrtheit zurückzuverwandeln.*

K.H.B. 1963

Natürlich gilt der Grundsatz: Keine Operation ohne Einwilligung! *Wie* oft *aber ist die Einholung undurchführbar (z.B. Bewußtlosigkeit!), wie oft sogar gefährlich, vor allem wenn der Arzt unter Zwang zu handeln verpflichtet ist.*

K.H.B. 1963

Durch eine allzu weitgehende Aufklärung *werden viele Kranke vor einer lebensrettenden Operation zurückschrecken, oder Kranke mit einem gefährlichen und beim Zögern unheilbar werdenden Leiden werden bei rückhaltloser Aufklärung unter Umständen zur Verzweiflung gebracht, ja zum Selbstmord veranlaßt werden. Das kann unmöglich ärztliche Pflicht sein.*

R. Stich (18. April 1952, Chirurgenkongreß)

Ein Satz muß seine Gültigkeit behalten: »Was der Arzt sagt, muß wahr sein, aber nicht alles, was wahr ist, muß er auch sagen!«

K.H.B. 1963

Unheilbar

Der kranke Mensch will jemanden haben, an den er glaubt, und hält sich auch an einem Strohhalm fest, wenn er fühlt, daß er am Ertrinken ist.   *Vinzenz v. Czerny (Chirurgenkongreß 1900)*

'Ὡκόσα φάρμακα οὐκ ἰῆται, σίδηρος ἰῆται, ὅσα σίδηρος οὐκ ἰῆται, πῦρ ἰῆται, ὅσα πῦρ οὐκ ἰῆται, ταῦτα χρὴ νομίζειν ἀνίατα.
Quae medicamenta non sanant, ferrum sanat,
quae ferrum non sanat, ignis sanat[1].
Was Heilmittel nicht heilen, heilt das Eisen,
Was das Eisen nicht heilt, heilt das Feuer,
Was das Feuer nicht heilt, muß als unheilbar *angesehen werden.*
                    Hippokrates (nachgelassene Schriften)

Δεῖ μὲν γὰρ ἐς τὰ ἀκεστὰ μηχανᾶσθαι, ὅπως μὴ ἀνήκεστα ἔσται, συνιέντα ὅπῃ ἂν μάλιστα κωλυτέα ἐς τὸ ἀνήκεστον ἐλθεῖν· δεῖ δὲ τὰ ἀνήκεστα συνιέναι, ὡς μὴ μάτην λυμαίνηται.
Der Arzt muß dafür sorgen, daß das Heilbare nicht unheilbar werde; er muß wissen, wie man die Entwicklung zur Unheilbarkeit verhindern kann. Im Unheilbaren aber muß er sich auskennen, damit er nicht nutzlos quäle.
                    Hippokrates (Einrichtung der Gelenke 58)

Immedicabile corpus ense recidendum, ne pars sincera trahatur.
Was nicht zu heilen *ist, soll man wegschneiden, damit die gesunden Teile nicht auch angesteckt werden.*   *Ovid (Metem. I 190)*

Der Not, die Gott verhängt, entrinnst du nicht.   *Aischylos*

---

[1] *Friedrich von Schiller hat die ersten beiden Sätze seinem Schauspiel »Die Räuber« (1781) in lateinischer Übersetzung vorangestellt.*

*Wie soll sich nun der Arzt angesichts der Frage entscheiden, ob
er einem unheilbar Kranken oder Sterbenden die Wahrheit über
seinen Zustand schuldet oder ob er ihn täuschen darf? ...*
*Da die menschliche Ohnmacht gegenüber dem Tode außerstande
ist, jene Vergewaltigung durch den totalen Ausgang zu verhindern, besteht nur die einzige Möglichkeit, die durch jene Vergewaltigung ausgelöste Endqual aufzuheben. Darum ist hier
logischerweise nicht mehr das Problem der Existenz, sondern nur
noch das der Chemie akut. Die Thematik des Todes ist auf den
Nullpunkt zusammengeschrumpft. –*

Der Hamburger Theologe H. Thielicke (1970)

Vom Schicksal »Inoperabler Krebse«

*»Nicht häufig können wir Ärzte den Tod abwenden. Aber das
Schicksal dieser armen, bejammernswerten Kranken zu erleich-
tern, sie zu trösten, ihre* Hoffnung *bis zuletzt aufrechtzuerhalten,
ist unsere schwer zu erfüllende Pflicht. Ich gestehe, daß es mir
manchmal mehr Befriedigung gewährt hat, einen solchen armen
Kranken* sterben *zu sehen,* mit der Hoffnung im Herzen, *daß
ihm doch noch geholfen werden würde, und daß geschehe, was
menschenmöglich ist, um sein Leiden zu lindern, als der Erfolg
einer noch so glänzenden Operation.«*

Vinzenz v. Czerny (Chirurgengongreß 1912)

Hoffnung ist die zweite Seele der Unglücklichen.

J. W. v. Goethe (Maximen und Reflektionen (40))

Geradezu zur Hingabe *nötigt den Chirurgen das grenzenlose Vertrauen seiner Kranken; dieses kann er nur entgelten durch Sorgfalt, Aufopferung und Güte, und wenn er nicht mehr helfen kann,
dann sei* der Arzt des Kranken letzter Freund *und* Hoffnung
dessen letztes Medikament!

K.H.B. 9. April 1958

Le medecin recoit le prix de sa peine,
mais le prix de son cœur reste dù.
Der Arzt *erhält den Lohn für seine Mühe,*
aber den Lohn für seine Herzensgüte bleibt man *ihm* schuldig.

Der holländische Dichter J. van Lennep (1802–1868)

Der Narben lacht, wer Wunden nie gefühlt.

Shakespeare (Romeo und Julia)

Ehrfurcht vor dem Patienten als Gottesgeschöpf

Wenn diese Wissenschaft der Chirurgie *nach ihren behörigen Fundamenten etwas befihlt zu thun, so operiret sie auch an eben dem Cörper, woran GOtt vorher gearbeitet. Ist es dannenhero nicht etwas* glorieuses *vor einem* Chirurgo *zu sagen, daß GOtt, nachdem Er den Menschen erschaffen, und allen Gliedern seines Leibs eine solche Gestalt und Bildung, als zu denen Verrichtungen, wozu sie verordnet, nöthig war, gegeben, Er ihn den Händen des* Chirurgi *überlassen, daß er vor seine Erhaltung Sorge tragen, und ihn in dem guten Stand, welchen er von dem Schöpffer empfangen, erhalten solle?* Peter Dionis *(frz. Chirurg)* 1722

III. Arzttum

Der hippokratische Arzt

Ἡ τέχνη διὰ τριῶν, τὸ νόσημα καὶ ὁ νοσέων και ο ιητρός· ὁ ἰητρὸς ὑπηρέτηςτῆς τέχνης· ὑπεναντιοῦσθαι υῷ νοσήματι τὸν νοσέοντα μετὰ τοῦ ἰητροῦ.

Die Heilkunst *umfaßt dreierlei: die Erkrankung, den Kranken, den Arzt.* Der Arzt ist der Diener der Heilkunst. *Der Kranke muß zusammen mit dem Arzte sich gegen die Krankheit wehren.*

Hippokrates (Die Epidemien T. 11)

Καὶ ἔνι τὰ πρὸς σοφίην ἐν ἰητρικῇ πάντα, ἀφιλαργυρίη, ἐντροπή, ἐρυθρίησις, καταστολή, δόξα, κρίσις, ἡσυχίη, ἀπάντησις, καθαριότης, γνωμολογίη, εἴδησις τῶν πρὸς βίον χρηστῶν καὶ ἀναγκαίων, ἀκαθαρσίης ἀπεμπόλησις, ἀδεισιδαιμονίη, ὑπεροχὴ θεία.

In der Heilkunst findet sich alles, was zur Weisheit gehört: *Selbstlosigkeit, Rücksicht, Scham, Zurückhaltung, Ansehen, Urteil, Ruhe, Unbeirrtheit, Lauterkeit, Fähigkeit in Sentenzen zu sprechen, Kenntnis dessen, was im Leben nützlich und notwendig ist, Verweisung des Schmutzigen, Freiheit von Aberglauben, göttliche Vollkommenheit.*

Hippokrates (Über den Anstand)

Ἰητρὸς γὰρ ἀνὴρ πολλῶν ἀντάξιος ἄλλων.[1]

Denn ein Arzt ist höher, denn viele And're zu achten.

Homer, Ilias XI, 514

---

[1] *Bezieht sich in der Ilias auf Machaon, des Oberbefehlshabers Agamemnon » Beratenden Chirurgen «, nachdem dieser von Alexandros, dem Gatten Helenas »rechts an der Schulter mit dreigezacktem Pfeil« verwundet war (Ilias XI, 506).*

'Ασκέειν περὶ τὰ νοσήματα δύο, ὠφελεῖν ἢ μὴ βλάπτειν
*Für die Behandlung der Krankheiten gilt zweierlei: nützen,
keinesfalls schaden.*
Hippokrates

Übersehen wir nicht: Nur das hippokratische Bild des helfenden
Arztes *entspricht auch heute noch dem Bedürfnis des menschlichen Herzens! Aber, wer noch ein Ideal sein eigen nennt, muß
auch dafür – kämpfen!*
K.H.B. 16. April 1952

Das Wort »Arzt« stammt aus dem Spätgriechischen

*Der deutsche Name »Arzt« ist aus dem spät-griechischen Wort
ἀξχιατξός abzuleiten, d.h. der erste unter den Ärzten, der
Ober- oder Hofarzt (lat. arcitor) zu hochdeutsch arzat, mittel-
hochdeutsch arzt.*
Der Graecist H. Poeschel, 1968

Humanität

Ist Wissenschaft der Fels, auf den wir bauen, so ist Humanität
der Stern, nach dem wir greifen.
K.H.B. 17. Juni 1946

*Wie Fackeln und Feuerwerk vor der Sonne blaß und unscheinbar
werden, so wird Geist, ja Genie, und ebenfalls die Schönheit,
überstrahlt und verdunkelt von der* Güte des Herzens. *Denn die
Güte des Herzens ist eine transzendente Eigenschaft, gehört einer
über dieses Leben hinausreichenden Ordnung der Dinge an und
ist mit jeder anderen Vollkommenheit inkommensurabel.*
A. Schopenhauer (Aphorismen, S. 50)

Ärzte sind tolerant, *sie wären sonst nicht Ärzte geworden.*
K.H.B. 17. April 1970

Die Medizin *beschäftigt den ganzen Menschen, weil sie sich* mit dem ganzen Menschen beschäftigt.

J. W. v. Goethe (Dichtung und Wahrheit, II. 9)

Täglich soll der Arzt, dem es ernst ist, in der Wiederholung dieses Wissens (vom Zusammenhang der mannigfaltigsten Teile des unerforschlichen Organismus), dieses Anschauens sich zu üben, sich den Zusammenhang dieses lebendigen Wunders *immer vor Geist und Auge zu erneuern, alle Gelegenheit suchen.*

J. W. v. Goethe (Wilhelm Meisters Wanderjahre, III. 3)

Die Fähigkeit, Arzt sein zu können, kommt aus der Humanität. Humanitas *aber bedeutet die Fähigkeit, Beziehungen anbahnen zu können zwischen den innersten Inhalten zweier Persönlichkeiten. Wer in diesem Sinne Arzt werden oder sein will, sollte sich der hippokratischen Maxime bewußt bleiben: Ars longa, vita brevis! Nur der lebenslange hingebungsvolle Dienst kann den ärztlichen* Auftrag – Minderung jedweden menschlichen Leides – *dann zu einer Meisterschaft führen.*   W. Dörr/G. Quadbeck (1970)

Der moderne naturwissenschaftliche Arzt: *nicht mehr Priestertum ist seine Sache, sondern* Humanität.   K. Jaspers (1954)

Der Richter bedarf der Robe, der Arzt der Herzensgüte.

K. H. B. 31. März 1961

Wenn draußen in der Welt immer wieder die Furcht das Denken beherrscht und ungeheure Kräfte und Mittel eingesetzt werden, um die eigene Angst und Sorge vor dem Bösen anderer Gedanken zu überwinden, so wollen wir Ärzte uns erst recht zu der Lehre von der Ehrfurcht vor dem Leben *und der* Liebe zu den Menschen *bekennen und diesen Gedanken unbeirrt dienen aus tiefstem Herzen.*   E. K. Frey (Chirurgenkongreß 1951)

Das ärztliche Handeln *steht auf zwei Säulen: einerseits der naturwissenschaftlichen Kenntnis und dem technischen Können, andererseits auf dem* Ethos der Humanität. *Der Arzt vergißt nie die Würde des selbstentscheidenden Kranken und den unersetzlichen Wert jedes einzelnen Menschen.*

K. Jaspers (Die Idee des Arztes 1958)

Arzt und Autorität

Ἰητροῦ μὲν εἶναι προστασίην· ὁρῆν εὔχρως τε καὶ εὔσαρκος ἔσται πρὸς τὴν ὑπάρχουσαν αὐτῷ φύσιν· ἀξιοῦνται γὰρ ὑπὸ τῶν πολλῶν οἱ μὴ εὖ διακείμενοι τὸ σῶμα οὕτως οὐδ' ἂν ἑτέρων ἐπιμεληθῆναι καλῶς. ἔπειτα τὰ περὶ αὐτὸν καθαρείως ἔχειν ἐσθῆτι χρηστῆ καὶ χρίσμασιν εὐόδμοις ὀδμὴν ἔχουσιν ἀνυπόπτως· πρὸς ἄπαντα ταῦτα γὰρ ἡδέως ἔχειν ξυμβαίνει τοὺς νοσέοντας.
Zum Arzt gehört Autorität. *Im Aussehen wird er von guter Farbe und gesundem Fleischansatz sein, soweit es seine Konstitution erlaubt. Diejenigen, welche körperlich nicht gut dran sind, gelten bei der Menge als unfähig, für andere richtig zu sorgen. In der Kleidung soll er auf Reinlichkeit und auf ein anständiges Gewand halten, auf wohlriechende Salben mit unaufdringlichen Duft. Durch all das fühlen sich die Patienten angenehm berührt.*

Hippokrates (Vom Arzt 1)

8 Jaspers-Zitate zum Thema »Autorität«

Begriff und Wort »Autorität« *entstammen dem römischen Denken.* »Auctor« *(von augeo) ist der* »Förderer«, *der* »Mehrer«, auctoritas das Schöpfertum.

Autorität *hat die* größten geschichtlichen Erscheinungen *hervorgebracht.*

Es gibt Autorität: *Sie erhebt gegenüber aller Unruhe und Brüchigkeit des Menschseins den absoluten Anspruch. Wahrheit ist nicht durch eigene Einsicht. Wahrheit ist im Gehorsam.* Wahrheit *erfasse ich* durch Unterwerfung unter die wahre Autorität.

Autorität *findet ihren Sinn nur durch das Sein der Wahrheit in der Gemeinschaft. Diese Autorität kommt in der Gemeinschaft zur Erscheinung und* stiftet Gemeinschaft.

Unter Autorität *verstehen wir eine in der Welt wirksame Da*seinsmacht, die Gehorsam *(oder abgeschwächt: Einfluß, Nachfolge, Geltung)* beansprucht *und geleistet erhält.*

Im Glauben begreife ich die Autorität *als das Unbegreifbare, das doch im Gedanken ergriffen klar zutage liegt.* Ich verhalte mich hörend, verstehend, gehorsam.

Macht *als bloße Gewalt (sei diese physisch, soziologisch, psychologisch, intellektuell) ist* ungenügend, um Autorität zu begründen: *die* Autorität in der Macht *wird nur dann erfahren und innerlich* anerkannt, wenn diese Macht Träger der Wahrheit *ist.*

*Gegenüber Zeiten fraglos unbestritten wirksamer Autorität entsteht für den Menschen eine völlig neue Situation durch die In*fragestellung der Autorität. *Befragt, ist Autorität auch schon bestritten ... Wenn Autorität Begründung bedarf, ist sie nicht mehr Autorität. Das Begreifen der Autorität durch Vernunft muß also ein Ergebnis der Infragestellung sein, ohne daß Autori*tät begründet *wird.*   K. Jaspers *(Von der Wahrheit 1947)*

*Autorität setzt stets Leistung, Integrität und Ausstrahlungskraft
voraus. Sie ist schwer zu erwerben und leicht zu verlieren.*

K.H.B. 16. Januar 1972

Wissenschaftler, *die sich durch* große Entdeckungen *oder
segensreiche Erfindungen in auffälliger Weise ausgezeichnet haben, kommen oft zu der* Meinung, *daß ihre* Autorität *sich jenseits
des einen Gegenstandes* auch auf alle anderen erstrecke.

A. Carrel (1873–1944)

Wer Autorität zerstört, zerstört letztlich seine eigene.   K. H. B

*Einer Autorität Wort reicht nur so weit, als die Beweiskraft ihrer
Argumente reicht.*   *K.H.B. 16. Januar 1972*

In der Medizin gibt's viele Päpste, jedoch ist keiner unfehlbar.

K.H.B. 16. Januar 1972

*Ein Feldherr, der mit der Truppe paktiert,
wird bald von ihr als Puppe traktiert.*

N. Papentrigk (Schüttelreime, 1939)

Diagnostik, Therapie

*Die Kunst der Befragung ist sehr oft das Geheimnis der großen
Erfolge so manchen alten routinierten Praktikers.*

K.H.B. 4. Mai 1933

*Immer geht der Mensch dem Tod entgegen, zum Arzt geht er um
des Aufschubs willen.*   *K.H.B. 6. September 1958*

Χρὴ δὲ περὶ πλείστου μὲν ποιεῖσθαι ἐν πάσῃ τῇ τέχνῃ, ὅπως ὑγιᾶ ποιήσεις τὸν νοσεῦντα· εἰ δὲ πολλοῖσι τρόποισι οἶόν τε εἴη ὑγιᾶ ποιεῖν, τὸν ἀοχλότατον χρὴ αἱρεῖσθαι· καὶ γὰρ ἀνδραγαθικώτερον τοῦτο καὶ τεχνικώτερον.

Man muß es auf dem ganzen Gebiete der Heilkunst für das Höchste halten, den Kranken gesund zu machen. Wäre es möglich, ihn auf viele Arten gesund zu machen, so soll man die wählen, die am wenigsten beschwerlich ist.

Hippokrates (Die Einrichtung der Gelenke 78)

»L'homme machine«?[1] Der Mensch ist keine Maschine und der Arzt kein Maschinist.

K.H.B. 20. Januar 1959

Wie der Detektiv wenigstens eine Spur, so braucht der Arzt, will er seine Diagnose daran aufhängen, wenigstens ein Symptom.

K.H.B. 25. Dezember 1960

Sancta providentia mater diagnosis.

K.H.B. 4. September 1963

In der Chirurgie versteht sich das Moralische nicht immer a priori von selbst.

K. H. B. 23. Mai 1958

Wer ex post zu urteilen hat, hat erst das ex ante zu rekonstruieren.

K.H.B. 17. September 1964

Wir Ärzte sollen das Leben verlängern, nicht das Sterben.

K.H.B. 17. Februar 1963

---

[1] *Hauptschrift des Philosophen J.O.Lametrie (1709–1751), (biologischer Materialismus), Freund König Friedrichs II., Mitglied der Akademie der Wissenschaften, sah im Menschen »eine Maschine, die ihre Federn selbst aufzieht«.*

*Wenn »Freund Hein« in Erfüllung seiner Pflicht das Kranken-
zimmer betritt, soll der Arzt in Demut und Ehrfurcht sich
zurückziehen.*   K.H.B. 18. März 1972

Künstliche Lebensverlängerung

*Es hängt mit dem Grundkonflikt zusammen, daß es in diesem
Bereiche keine kasuistischen Regeln für eine Entscheidung gibt.
Sie kann nur wagend und darum in der Bereitschaft durch-
schritten werden, fehlzugehen und folglich Schuld auf sich zu
nehmen. Als Christ würde ich sagen: Wenn man hier ohne
Illusionen und Verdrängungen durchkommen will, kann man nur
im Namen der Vergebung leben.*
                              Der Hamburger Theologe H. Thielicke (1970)

*Die großen Dinge geschehen still. Vielleicht hat die mögliche Er-
neuerung der Idee des Arztes ihren bevorzugten Ort heute beim
praktischen Arzt, der ohne Autorität von Klinik und Amt mit
dem Kranken in dessen wirklichem Leben zu tun hat.*
                                                  K. Jaspers (1954)

*Die Diagnostik muß stets mit den allgemeinen und einfachsten
Hilfsmitteln beginnen. Und auch wenn man die komplizierte Diagnostik beherrscht, so soll man sie immer erst anwenden, wenn die
einfachere und meist zugleich schonendere Diagnostik erschöpft
ist. Und die ganze technische und Laboratoriumsdiagnostik soll
erst in ihr Recht treten, wenn die schlichte »Arzt-Diagnostik« am
Ende ist.*   K.H.B. 4. Mai 1938

Ärzte als Patienten

*Ärzte sind als Kranke nicht privilegiert. Sie zahlen den gleichen
Zoll wie andere Kranke. Ist der Arzt erst krank, so ist er nicht*

mehr Arzt, sondern schlicht und recht Patient mit all dessen Hoffnungen, Befürchtungen, Selbsttäuschungen, Wunschträumen und vielen anderen Subjektivismen.   K.H.B. 12. Januar 1963

Im Getriebe des Handelns und Wirkens steht nur der Arzt fest, der zugleich auch weltanschaulich oder religiös tief verwurzelt ist, denn nur dort, wo Wissen und Können auch noch durchglüht sind durch starke seelische Kräfte, nur dort entwickelt sich die ärztliche Persönlichkeit als letztes Geheimnis ärztlicher Ausstrahlungskraft.   K.H.B. 4. Mai 1933

Es gibt ein schönes Wort der Heiligen Schrift, das lautet: »Ich will Dich segnen, und Du sollst ein Segen sein.« Auf wen träfe es mehr zu, als auf den Arzt, der aufopferungsvoll sich in den Dienst der Menschheit stellt!
Der damalige Breslauer Chirurg H. Küttner (Totengedenkrede, Chirurgenkongreß 1927)

Andenken und Vermächtnis der Toten in Ehren halten

... so wie es in der Edda steht: »Besitz stirbt, Sippen sterben. Du selbst stirbst wie sie. Eines weiß ich, das ewig lebt: der Toten Totenruhm«.   H. Bürkle de la Camp (Chirurgen-Kongreß 1955)

Akademische Erziehung

Hochschulen wären die herrlichste Institution der Welt, wenn nicht – diese Professoren wären. Umgekehrt sind die Hochschulen selber immer so viel wert, als die Professoren wert sind, die darin wirken.   K.H.B. 15. Oktober 1965

Der Drang nach Erkenntnis

Wissenschaft ist das Zauberwort, welches die Tore der Universität öffnet. Wissenschaft ist das heilige Feuer des Dranges nach Wahrheit. All unser Streben geht darauf aus, eingeweiht zu sein in die Geheimnisse des Menschen, in die Geheimnisse des Universums, alles immer wieder neu zu prüfen, Neues zu entdecken und die Glückseligkeit der Entdeckung glückhaft zu genießen. Der Drang nach Erkenntnis, der Drang nach Wahrheit ist der Kern des Ganzen.   K.H.B. (Rektorrede bei Eröffnung aller Fakultäten) 7. Januar 1946

Billroth über Ausbildung in Naturwissenschaft und Medizin

Die feinste Entwicklung der sinnlichen Wahrnehmungen, die Schärfung der Beobachtung, die harmonische Anordnung der sinnlichen Vorstellungen zu lebhaften, lebendigen Bildern, die Übung in der sogenannten induktiven Methode des Schließens, das sind die Eigenschaften, welche der Lehrer der Naturwissenschaften und Medizin bei seinen Schülern auszubilden hat.

Th. Billroth (1876)

Wert der empirischen Beobachtung

Die Anschauung muß sich zur wissenschaftlichen Forschung vertiefen. Und diese ist von andauernder Arbeit unzertrennlich. Die Natur gibt ihre Offenbarungen nur um den Preis harter Arbeit her! Die Methode der Forschung, der Fragestellung, der Lösung der gestellten Fragen ist aber immer dieselbe, sei es, daß man eine blühende Rose, einen kranken Weinstock, ein glänzendes Käferchen, die Milz eines Leoparden, die Feder eines Vogels, den Darm eines Schweins, das Gehirn eines Dichters oder Philosophen, einen kranken Mops oder eine hysterische Prinzessin vor sich hat.

Th. Billroth (1876)

Und die Jugend?

Arzttum – nie ohne kritischen Idealismus

Als Älterer sehnt man bei der Jugend einen neuen Idealismus herbei, nicht einen schwärmerischen, jedoch einen auf Bildung und Humanismus basierenden kritischen Idealismus, denn immer noch ist seit Pythagoras »der Mensch das Maß aller Dinge«. Der Mensch gerät aber in der Medizin immer mehr ins Hintertreffen. Wohl wird im Zeitalter der Industrialisierung und Technisierung, des Instrumentalismus und Apparatismus die Medizin technisch immer vollkommener, wahres Arzttum aber immer seltener.   K.H.B. 15. Oktober 1965 (Bonn)

Verpflichtung als civis academius – 1945!

»Ich verpflichte mich,
die Verfassung getreulich zu achten,
Frieden zu wahren und die Ordnung zu schützen,
allezeit mein Wissen nach besten Kräften zu mehren,
dem Geiste der Wissenschaft zu huldigen,
im Dienste der Wahrheit, zum Wohle der Menschheit,
und damit auch meinem Vaterland
am besten zu dienen.«
   K.H.B. (Immatrikulationsansprache als Rektor) 20. November 1945

Und der Grund so vieler Bildungs-Misere heute?

Man will alles, alles zugleich und zugleich alles durch alle Beteiligten »neu ordnen«. Effekt: Durch den »Kampf Aller gegen Alle« geht vieles Altbewährte unnötig zugrunde, ohne daß das nötige Neue möglich gemacht würde.   K.H.B. 26. März 1972

Das Generationsproblem

Es geht eine tiefe Sehnsucht durch die Jugend nach allem, was Änderung der Not verspricht. Jugend allein vermag jedoch die

*Krise nicht zu lösen. Jugend, wie jede neue Generation über-
haupt, ist vergleichbar einem Kinde auf den Schultern eines
Riesen. Das Kind sieht alles, was der Riese sieht, ja, es sieht noch
etwas weiter. Um aber weiter zu sehen, bedarf es des Riesen.
Wahrlich, alle Jahrhunderte zuvor heißt's in die Schranken
fordern, wenn die Jugend wirklich Neues schaffen soll.*

K.H.B. 7. Januar 1946

Des Arztes oberste Instanz

*Die letzte Autorität, der der Mensch sich beugen soll, ist sein
Gewissen. Es ist die Stimme Gottes in unserer Brust. Wunderbar
fein sagt es dem Menschen, was zu tun ist und was zu lassen.
Was das Gewissen für wahr hält, hat niemand ein Recht,
gewaltsam zu knechten. Wer nur nach seinem Gewissen handelt,
handelt im Dienste jener mystischen Kraft, welche die Ordnung
im Kosmos verbürgt.*   *K.H.B. Immatrikulationsrede (17. Juni 1946)*

IV. Der Fortschritt in seiner Bindung
an die Forschung

Kein Zweifel, Naturwissenschaften, Technik und Medizin haben in den letzten 100 Jahren mehr Fortschritte erbracht als in den ganzen 5000 Jahren Kulturgeschichte zusammen zuvor.

K.H.B. *(Eröffnungsrede 100. Naturforschertagung 1958)*

Mehr denn je ist die Chirurgie Nutznießerin aller anderen Fächer der Medizin und vieler Naturwissenschaften *geworden.*

K.H.B. *24. September 1958*

Die Wissenschaft *ist ewig in ihrem Quell, unermeßlich in ihrem Umfang, endlos in ihrer Aufgabe, unerreichbar in ihrem Ziel.*

Karl Ernst von Baer (1792–1876)
Bedeutender Naturforscher (Entdecker des
Säugetier-Eies)

Natur

Natur! *Wir sind von ihr umgeben und umschlungen – unvermögend, aus ihr herauszutreten und unvermögend, tiefer in sie hineinzukommen. Ungebeten und ungewarnt nimmt sie uns in den* Kreislauf ihres Tanzes *auf und treibt sich mit uns fort, bis wir ermüdet sind und ihrem Arme entfallen.*

J. W. v. Goethe (Die Natur, ein Fragment)

Wir leben mitten in der Natur *und sind ihr Fremde. Sie spricht unaufhörlich mit uns und verrät uns ihr Geheimnis nicht.*

J. W. v. Goethe (Die Natur, ein Fragment)

Θαυμαστὴ ἡ φύσις καὶ φιλόζωος.
Wunderbar ist die Natur und voll Liebe zu den Geschöpfen.
Epiktet (60–140 n.Chr.)

Φύσις κρύπτεσθαι φιλεῖ.
Die Natur *liebt Geheimnisse.*   *Heraklit (Fragmente)*

Die Natur *schafft immer von dem, was möglich ist, das Beste.*
Aristoteles

Utique delectat nos varietas, sed reducta in unitatem.
*Gewiß entzückt uns die Mannigfaltigkeit, aber nur, wenn sie auf
die Einheit zurückgeführt ist.*   *P. Hazard (1939)*

Zur Einsicht in den geringsten Teil ist die Übersicht des Ganzen
nötig.   *J. W. v. Goethe (Geschichte der Farbenlehre)*

Alle Glieder bilden sich aus nach ewigen Gesetzen. Und die sel-
tenste Form *bewahrt im Geheimen das* Urbild.
J. W. v. Goethe (Metamorphosen der Pflanzen)

Die Natur *lehrt viel, was das* Experiment *nicht lehren kann.*
K.H.B. 8. September 1958

Was sichtbar ist, beweist uns Unsichtbares. *Euripides (485–406 v.Chr.)*

*Verschaffen wir uns volle Gewißheit über die Tatsachen, ehe wir
uns über die Ursachen den Kopf zerbrechen.*   *P. Hazard (1939)*

*Während alle anderen Kulturdinge fragwürdig geworden sind –
Politik, Kunst, die gesellschaftlichen Normen, die Moral selbst –,
gibt es eines, das täglich unanfechtbar und in einer für den
Massen-Menschen eindrucksvolleren Art neue Kraft erweist: Die*
empirische Wissenschaft.
Ortega y Gasset

Ursache und Wirkung: *Sie beide zusammen machen das unteil-
bare Phänomen.*
J. W. v. Goethe (Maximen und Reflexionen (1104))

Ursache *kann immer nur etwas sein, was Wirkung oder* Folgen
hat.
K.H.B. 9. Januar 1971

Die vier Ursachen

Seit Jahrhunderten lehrt die Philosophie, *es gäbe* vier Ursachen:
1. die causa materialis, *das Material, der Stoff, woraus ... ver-
fertigt wird; 2. die* causa formalis, *die Form, die Gestalt, in die
das Material eingeht; 3. die* causa finalis, *die ..., 4. die* causa
efficiens, *die den Effekt ... erwirkt ... Was die Technik, als
Mittel vorgestellt, ist, enthüllt sich, wenn wir* das Instrumental
auf die vierfache Kausalität *zurückführen. Weshalb gibt es gerade vier Ursachen? ... Man pflegt seit langem die Ursache als
das Bewirkende vorzustellen. Wirken heißt dabei: Erzielen von
Erfolgen, Effekten. Die* causa efficiens bestimmt *in maßgebender
Weise* alle Kausalität.
M. Heidegger (18. November 1955, TH München)

*Die Wissenschaft zündet kein Licht im Menschen an, wenn seine
Seele keinen Brennstoff hat.*
N. de Montaigne

Forschung, Fortschritt

*Wer auf dem empirischen Wege der Wissenschaft ein neues Feld
eröffnet, eine Masse von Tatsachen auffindet, gleicht demjenigen,
der ein neues Land entdeckt und die erste Karte desselben vorläufig entwirft.*   A. Schopenhauer (Brief an J. W. v.Goethe: 11. November 1815)

Wer unruhvollen, hellen Geist hat, scharfen Blick,
Und auch viel Glück,
Entdeckt;
Doch wer, um Mitternacht vom Genius geweckt,
Urkraft, Verhalt, und Schönheit tief ergründet,
Der *nur* erfindet.   Friedrich Gottlieb Klopstock (1724–1803)

Wo das Wissen endigt, beginnt die Forschung.
K.H.B. 18. Juni 1958

*Bei einer Entdeckung liegt die unerläßliche Schönheit darin, daß
sich dem Sieg die Verfolgung unmittelbar anschließt.*
K.H.B. 12. August 1958

Die Überzeugung von heute ist der Irrtum von morgen.
K.H.B. 20. Februar 1965

*Offenbar sind Axiome dazu da, daß einer kommt und sagt:»Das
genaue Gegenteil ist richtig.«*   K H.B. Berlin, Unfallkongreß 1963

*Alles kommt in den Wissenschaften auf das an, was man ein
Apercu nennt, auf ein Gewahrwerden dessen, was eigentlich den
Erscheinungen zum Grunde liegt. Und ein solches Gewahrwerden
ist bis ins Unendliche fruchtbar.*
J. W. v. Goethe (Geschichte der Farbenlehre)

Je tiefer das Wissen, um so tiefer die Ehrfurcht.

K. H. B. 24. September 1958

Wer Führung beansprucht, ruft selbst den Rivalen auf den Plan. Rivalität aber ist eines der Geheimnisse des Fortschritts.

K. H. B. 27. März 1963

Vormarsch ins Neuland gibt es nur von den Grenzen aus.

K. H. B. 13. Juni 1963

In jeder besonderen Naturlehre *kann nur* so viel eigentliche Wissenschaft *angetroffen werden,* als darin Mathematik anzutreffen *ist.*

I. Kant (1724–1804) (Vorwort zu den metaphysischen Anfangsgründen der Naturwissenschaft)

Die Mathematik *hat die großen Fortschritte … ihrer Independenz von allem, was nicht bloß* Größe *ist, allein zu danken. Also alles, was nicht* Größe *ist, ist ihr völlig fremd.*

G. C. Lichtenberg (Aphorismen)

Der Mathematik in die Hände zu arbeiten, ist die Absicht des Physikers.

G. C. Lichtenberg (Aphorismen)

Das Konkrete hinnehmen, es mit Hilfe der Vernunft interpretieren, aber diese Interpretation am Konkreten nachprüfen, das ist klar formuliert, das Gesetz der Wissenschaft.

Paul Hazard (Die Krise des europäischen Geistes)

ὅσων ὄψις ἀκοὴ μάθησις, ταῦτα ἐγὼ προτιμέω.

Dem, was ich geschaut, gehört, gelernt habe, gebe ich den Vorrang.

Heraklit

Wer nicht zu suchen weiß, findet nichts. Wer nichts zu fragen weiß, dem geben die Quellen keine Antwort.

Paulsen (Blatt Philosophie, S. 449)

Je mehr man weiß, desto mehr weiß man, was man nicht weiß.

K. H. B. 4. Juni 1963

Strebe nicht, alles zu wissen, damit du nicht in allem unwissend wirst!

Demokrit

Die Wissenschaft wird dadurch sehr zurückgehalten, daß man sich abgibt mit dem, was nicht wissenswert und mit dem, was nicht wißbar ist.

J. W. v. Goethe (Maximen und Reflexionen, 934)

Der Zweifel ist der Beginn der Wissenschaft. Wer nichts anzweifelt, prüft nichts. Wer nichts prüft, entdeckt nichts. Wer nichts entdeckt, ist blind und bleibt blind.

Chardin (Aus Paul Hazard, Krise des europäischen Geistes)

Es ist eine erstaunliche Tatsache, daß das menschliche Denken, das die Erdoberfläche verwandelt und in der Unendlichkeit des Raumes neue Welten entdeckt hat, ohne den Verbrauch irgend welcher meßbaren Mengen von Energie vor sich gegangen ist.

Alexis Carrel (früher Chirurg in Lyon, später Zellforscher
am Rockefeller-Institut in New York)

Quod invenitur, fuit.
Was erfunden wird, ist (vorher) schon dagewesen.

Tertullian

Kasuistik – ein Fall zählt mir für hundert, wenn er der erste ist.

K. H. B. 4. September 1963

Das Forschen auf dem Gebiete der Natur ohne alle Rücksicht auf Zweckmäßigkeit und Unzweckmäßigkeit ihres Verhaltens zum Menschen, ohne ein anderes Ziel als das, eben nur die Natur und ihre Kräfte kennenzulernen, setzt einen Grad von schwärmerischem Idealismus voraus. Th. Billroth (1876)

Man muß viel wissen, um das Wesentliche zu erfassen. Aber man braucht nicht alles zu wissen, um zum Kernproblem vorzustoßen. K.H.B. 3. März 1968

Fertige Kliniker experimentieren später meist nicht mehr, sie analysieren die Experimente, die Natur und Umwelt mit dem Menschen von selbst anstellen. K.H.B. 20. April 1958

Und die Forschung im »III. Reich«?

Wo Hitler sie brauchte, mißbrauchte er sie, und wo er sie nicht brauchte, mißachtete er sie. K.H.B. 15. Oktober 1965

Wissenschaft gehört der Welt, der Wissenschaftler seinem Vaterland. K.H.B. 18. Juni 1958

Es ist besser, ein Problem zu erörtern, ohne es zu entscheiden, als es zu entscheiden, ohne es erörtert zu haben. Joseph Joubert (1754–1824)

Die Geschichte der Wissenschaften ist eine große Fuge, in der die Stimmen der Völker nach und nach zum Vorschein kommen. J. W. v. Goethe (Maximen und Reflexionen, 545)

Was der Erd' *entsprossen, kehrt zurück zur Erde.*
Was vom Himmel stammt, schwebt wieder hinauf in Himmels
Kreis. Nichts Gewordenes je vergeht.
Doch eins vom andern löst sich, und es wechseln die Gestalten.

Euripides

Das schönste Glück *des denkenden Menschen ist, das* Erforsch-
liche erforscht *zu haben und* das Unerforschliche *ruhig zu* verehren.   *J. W. v. Goethe (Maximen und Reflexionen, 873)*

Wir müssen die Tatsache hinnehmen, daß Keiner *unter uns je-*
mals wirklich sehr viel *wissen wird. Und dies ist auch der Grund,*
weshalb wir in der Tatsache Trost finden dürfen, daß wir alle
zusammen mehr *und mehr wissen werden.*

J. Robert Oppenheimer (1955)

Die größte Erfindung des 19. Jahrhunderts war die Erfindung,
wie man erfindet.

A. N. Whitehead (1861–1947). Englischer Naturforscher und Philosoph, später USA)

Wo uns Natur besiegt, da siegt noch Wissen.

Antiphon (Sophist, Hauptwerk Ἀλήδιία*)*

Wo die Erkenntnis wächst, wächst das Geheimnis auch.

K.H.B. 24. September 1968

Gegenüber den Räthseln der Körperwelt ist der Naturforscher
längst gewohnt, mit männlicher Entsagung sein »Ignoramus« *aus-*
zusprechen. ... Gegenüber dem Räthsel aber, was Materie und
Kraft seien ... muß er ein für allemal zu dem viel schwerer ab-
zugebenden Wahrspruch sich entschließen: »Ignorabimus«.

E. Du Bois-Reymond (Über die Grenzen des Naturerkennens,
Vortrag Leipzig; Naturforschertagung 14. August 1872)

Δός μοι ποῦ στῶ καὶ κινῶ τὴν γῆν.
Gib mir einen festen Standpunkt, und ich bewege die Erde.

Archimedes (287–212 v.Chr.)

Εὕρηκα: *Ich hab's gefunden*[1]. *Archimedes*

Jedem wissenschaftlichen Streben liegt bewußt oder unbewußt die Überzeugung zugrunde, daß überall in der Welt, sei es oben in den Sternen, sei es unten auf der Erde, Ordnung und Gesetz *herrschen.* Sie zu erkennen und zu ergründen, ist Ziel wissenschaftlicher Forschung.

E. K. Frey (Eröffnungsansprache, Chirurgen-Kongreß 1951)

Fortschritt

Jeder Fortschritt *in der Wissenschaft beginnt damit, daß irgend einer in einer* Überzeugung *ein* Vorurteil *vermutet.*

K.H.B. 28. Februar 1921

Wie oft ist erst der Irrtum der Durchbruch zu neuem Wissen!

K.H.B. 3. Februar 1972

Die Einseitigkeit ... *der Hebel allen menschlichen Fortschreitens.*

Treitschke (Die Freiheit, S. 7)

Alles kann man aufhalten, nur nicht den Fortschritt.

K.H.B. 29. November 1970

Die Entdeckungen der Forscher sind die wahren Eroberungen des Menschengeschlechtes. *Joseph Landon*

---

[1] *Das Auftriebsgesetz.*

Die Faszination des Fortschritts

Der Fortschritt wächst aus sich selber: Es gibt mehr Forscher, die Forscher haben mehr *Hilfskräfte, beide zusammen* mehr *Hilfsmittel. Viele Hilfsmittel arbeiten* automatisiert. *Erarbeitetes* Wissen *wird gespeichert. Computer leisten zusätzliche Denkarbeit. Der* Fortschritt – *stets selber die* Folge des Fortschritts – *ist zugleich die* Ursache immer neuen Fortschritts geworden. *Was Wunder: Der Fortschritt wächst immer schneller, explosiv, d.h. nach allen Seiten zugleich. Der Fortschritt ist* – *Weltfrieden vorausgesetzt* – *unaufhaltsam und die* Faszination unserer Zeit *verständlich!*   *K.H.B. April 1971*

Wissenschaft kann beschrieben werden als die Überwindung von Vorurteilen durch Experiment und Logik.   *C. Bresch (1964)*

Immer wieder sind wir stolz auf einen neuen großen Fortschritt, und immer wieder haben wir zugleich Angst vor seinen Risiken.
                    K.H.B. 9. April 1958

Wir müssen heute jedem Punkt des Globus die einflußreichste Allgegenwärtigkeit zugestehen. Diese Nähe des Fernen, diese Gegenwart des Abwesenden hat den Horizont jedes Lebens in fabelhaftem Ausmaß geweitet.
                    Ortega y Gasset (1883–1955) (Aufstand der Massen, S. 26)

Zufall und Notwendigkeit

Zufall *ist alles, was mit einem anderen Geschehen zusammentrifft, mit dem es nicht im ursächlichen Zusammenhang steht.*
                    K. E. v. Baer

Der Zufall ist die in Schleier gehüllte Notwendigkeit.

Marie von Ebner-Eschenbach (1830–1916)

Der Zufall ist ein Maskenkleid:
Das Incognito der Notwendigkeit.   *Oscar Blumenthal (1852–1917)*

Das Wort Zufall ist Gotteslästerung.
Nichts unter der Sonne ist Zufall.

G. E. Lessing (1729–1781) (Emilia Galotti)

Die zeitgenössische Seele besitzt alle Talente, außer dem einen,
sie zu benutzen.
Was ist Zufall? Zufällig nennen wir ein Ergebnis, das so lange
bloß möglich bleibt, bis es faktisch geworden ist.   *C. F. v. Weizsäcker*

Ist Zufall wirklich bloß nicht vorher berechenbares Zusammentref-
fen zweier Geschehnisse ohne Ursach' und Zusammenhang? Warum
hatten die Griechen und Römer kein entsprechendes Wort? Da
waren es Götter und Göttinnen, die den »Zufall« bewirkten! Also
doch Ursach' und Zusammenhang!   *K.H.B. 27. Februar 1972*

Alles, was im Weltall existiert, ist die Frucht von Zufall und
Notwendigkeit[1].

Demokrit von Abdera (460–371 v.Chr) (Begründer der Atomlehre)

Der Weg der Evolution wird den Lebewesen durch elementare
Ereignisse mikroskopischer Art eröffnet, die zufällig und ohne
jede Beziehung zu den Auswirkungen sind, die sie in der teleono-
mischen Funktionsweise auslösen können. Ist der einzelne und als

---

Geleitwort des Nobelpreisträgers J. Monod für sein Buch: »Le hasard et la necessité«.

solcher *wesentlich unvorhersehbare Vorfall* aber einmal in die
DNS-Struktur[1] eingetragen, dann *wird er mechanisch getreu
verdoppelt und übersetzt; er wird zugleich vervielfältigt und auf
Millionen oder Milliarden Exemplare übertragen.* Der Herrschaft des bloßen Zufalls entzogen, *tritt er unter die Herrschaft*
der Notwendigkeit, *der unerschütterlichen Gewißheit. Denn die
Selektion arbeitet auf der makroskopischen Ebene der Organismen.*

*Jacques Monod: » Le hasard et la nécessité, 1969
(Nobelpreis 1965, zusammen mit A. Lwoff und Fr. Jacob)*

*So sehr die individuelle Form ihren Ursprung dem Zufall ver-
dankt, so sehr ist der Prozeß der Auslese und Evolution unab-
wendbare Notwendigkeit. Nicht mehr! Also keine geheimnis-
volle inhärente »Vitaleigenschaft« der Materie, die schließlich
auch noch den Gang der Geschichte bestimmen soll! Aber auch
nicht weniger – nicht* nur *Zufall!*

*Aus der Vorrede zur deutschen Übersetzung von Monods Buch
von Nobelpreisträger Manfred Eigen, 1970*

Nach Demokrit-Monod-Eigen *sind es der Zufall der Moleküle,
sich zu primitiven Bausteinen des Lebens zusammenzufügen, der
die* Selektion *dem Lebensgeeigneteren eine höhere Erhaltungs-
chance zukommen läßt und die* Notwendigkeit *– besser vielleicht*
Zwangsläufigkeit *die* Evolution *in Gang halten. Ist dies nicht
über den Atheismus hinaus der Weg zum* Antitheismus *der
modernen Molekularbiologie?*   K.H.B. 26. März 1972

Wehe dem, der sich von Jugend auf gewöhnt, in dem Notwendigen *etwas Willkürliches finden zu wollen, der dem Zu-
fälligen eine Art von Vernunft zuschreiben möchte, welcher zu
folgen sogar seine Religion sei.*

J. W. v. Goethe (Wilhelm Meisters Lehrjahre)

---

[1] *DNS = Desoxyribonukleinsäure: biochemisches Substrat des Erbgutes der Organismen.*

Die Probleme der Welt sind existent, *solange die Welt existiert, existentiell*[1] *geworden sind sie erst durch den denkenden Menschen.*

K.H.B. 12. August 1958

Polarität und antagonistischer Synergismus

Nur aus dem Kampf des Entgegengesetzten entdeckt alles Werden.

Heraklit

Δίκης ὄνομα οὐκ ἂν ᾔδεσαν, εἰ ταῦτα μὴ ἦν, τἀναντία.
Des Rechtes Namen würde man nicht wissen, wenn das Entgegengesetzte nicht wäre.

Heraklit

Der Wechsel allein ist das Beständige.   A. Schopenhauer (Aphorismen)

Alles hat jederzeit das Entgegengesetzte *an sich.*

Heraklit (Fragmente)

Alle Geschichte ist Geschichte vom Spiel und Gegenspiel der Kräfte. Aus dem diametral Entgegengesetzten entsteht Krieg und Zerstörung, aus dem polar Verschiedenen resultiert der Lauf der Welt und aus dem Spiel der Antagonisten der Kräfteausgleich in gemeinsamer Leistung.   K.H.B. (Rektorrede) 7. Januar 1946

Fortschritt und Risiko, stets polar verschieden, zugleich aber wie die Pole der Erde unsichtbar, aber untrennbar miteinander verknüpft, bestimmen antagonistisch-synergistisch das Schicksal der Menschheit.

K.H.B. 7. April 1970

---

[1] *Im Sinne eines Bewußtseinsinhaltes (Avenarius)*

Nur Analyse und Synthese, *beides zusammen, wie Aus- und Einatmen, machen das Leben der Wissenschaft.* J. W. v. Goethe

Was ist polar? *Was nie voneinander weg kann, aber auch nie zusammenkommt und doch zusammengehört.*

K.H.B. 21. September 1958

Einzel-Beispiele großer naturwissenschaftlicher Entdeckungen

Newton und die mathematische Naturbeschreibung

Der außerordentliche Einfluß der Newtonschen »Principia« auf das Denken der folgenden Jahrhunderte beruhte nicht auf den speziellen Axiomen oder Ergebnissen dieser Newtonschen Mechanik – etwa auf der bekannten Formel: Kraft = Masse × Beschleunigung –, sondern auf der Tatsache, daß zum erstenmal Naturerscheinungen in ihrem zeitlichen Ablauf mathematisch beschrieben werden konnten, also auf dem Nachweis, daß eine solche mathematische Naturbeschreibung grundsätzlich möglich ist.

Werner Heisenberg, 25. April 1958

Die Spektralanalyse im Labor als Untersuchungsmittel kosmischen Geschehens

Wenn die Linien im Spektrum einer irdischen Lichtquelle eindeutig bestimmten Elementen zugeordnet werden können, wie Bunsen und Kirchhoff gezeigt haben, dann sollte sich die auf solche Gesetzmäßigkeit gegründete Spektralanalyse auch auf außerirdische Lichtquellen, auf die Sonne und die Sterne, übertragen lassen. Der Kosmos wird damit zu einem einzigen großen Laboratorium, in dem vielfach mit Massen und Energien operiert wird, wie sie dem experimentell arbeitenden Physiker und Techniker auf der Erde nicht zur Verfügung stehen.

Der Heidelberger Astronom Hans Kienle (1967)

Einsteins Relativitätstheorie

Bis dahin gehörte es zu den selbstverständlichen Voraussetzungen der Naturwissenschaft, daß Raum und Zeit zwei quali-

tativ verschiedene Ordnungsschemata sind. Einstein hatte den ungewöhnlichen Mut, alle diese Voraussetzungen in Zweifel zu ziehen, und er besaß die geistige Kraft, durchzudenken, wie man mit etwas anderen Voraussetzungen auch zu einer widerspruchsfreien Ordnung der Erscheinungen kommen kann. Dabei ergab sich ihm als eine der wichtigsten Folgerungen schon 1906 die Trägheit der Energie oder, wie man auch gelegentlich ungenauer sagt, die Gleichheit von Masse und Energie. Werner Heisenberg

Max Plancks Quantentheorie

Die Plancksche Entdeckung hat in dem halben Jahrhundert bis zu einer Stelle geführt, an der man das Ziel, nämlich das Verständnis der atomaren Struktur der Materie aus einfachen mathematischen Symmetrieeigenschaften, schon deutlich in den Umrissen zu erkennen glaubt. Man darf doch wohl aussprechen, daß man hier auf Strukturen von ganz ungewöhnlicher Einfachheit, Geschlossenheit und Schönheit gestoßen ist, auf Strukturen, die uns deshalb besonders wichtig scheinen, weil sie nicht mehr ein spezielles Gebiet der Physik, sondern die Welt im ganzen betreffen. Werner Heisenberg, 25. April 1958

Die Plancksche Entdeckung legte den Gedanken nahe, daß dieser Zug von Unstetigkeit im Naturgeschehen, der sich in der Existenz der Atome und in der Wärmestrahlung unabhängig äußert, als Folge eines viel allgemeineren Naturgesetzes verstanden werden müßte. Werner Heisenberg, 25. April 1958

Die Plancksche Theorie enthielt aber das sog. »Plancksche Wirkungsquantum«. Damit war ein bestimmter Maßstab in der Natur gesetzt. Es war klargestellt, daß die Phänomene dort, wo die vorkommenden Wirkungen sehr groß gegen die Plancksche

Konstante sind, grundsätzlich anders ablaufen als dort, wo sie mit dem Planckschen Wirkungsquantum vergleichbar werden. Da die Ereignisse unserer täglichen Erfahrungen stets mit Wirkungen zu tun haben, die sehr groß gegen die Plancksche Konstante sind, war die Möglichkeit angedeutet, daß die Phänomene im atomaren Bereich Züge aufweisen, die sich unserer unmittelbaren Anschauung überhaupt entziehen.

Werner Heisenberg, 25. April 1958

Der unanschauliche Charakter der modernen Atomphysik beruht letzten Endes auf der Existenz des Planckschen Wirkungsquantums, auf dem Vorhandensein eines Maßstabs von atomarer Kleinheit in den Naturgesetzen.   *Werner Heisenberg, 25. April 1958*

Kosmisches Geschehen und Kernphysik auf Erden

Die rapide Entwicklung der Kernphysik und der Hochenergiephysik in den letzten drei Jahrzehnten mit ihren Auswirkungen auf die Technik wäre kaum denkbar ohne die Anregung durch die kosmischen Vorbilder: den Atomreaktor im Innern der Sonne als Quelle der verschwenderisch in den Raum ausgestrahlten Strahlungsenergie und die auf der Wirkung kosmischer Magnetfelder beruhenden Mechanismen, die die Teilchen der Höhenstrahlung mit den hohen Energien ausstatten, die wir bei ihrem Auftreffen auf irdische Materie beobachten.

Der Heidelberger Astronom Hans Kienle (1967)

Kernumwandlung

Rutherford bewirkte zum ersten Male eine Kernumwandlung durch Menschenhand, indem er aus einem Stickstoffkern einen Wasserstoffkern, ein Proton, herausschoß. Damit leitete er eine Kette von Entdeckungen ein, die u.a. auch zur Freisetzung der Kernenergie durch den Menschen geführt haben, eine Entwick-

lung, die eines Tages vielleicht als der zwingendste aller Gründe angesehen wird, dem Krieg als solchem ein Ende zu setzen.

J. Robert Oppenheimer (1955)

Kernspaltung

Als Hahn die Neutronen ... zur Kernumwandlung beim Uran verwendete, machte er die Entdeckung, daß unter den Umwandlungsprodukten auch Barium war, sozusagen die größere Hälfte eines Urankerns, aber eben eine Hälfte. Das war der Anfang der Kernspaltung.

J. Robert Oppenheimer (1955)

Von den Elementarteilchen zur lebenden Substanz

Wenn zwei Elektronen zusammenstoßen, können die beiden Wellen, die ihnen entsprechen, interferieren und tun es auch. Dies aber ruft wieder neue Effekte und neue Formen von Wechselwirkungen hervor, die auf ihrer elektrischen Abstoßung beruhen. Hier liegt die Ursache für den permanenten Magnetismus der Magnete. Hier liegt auch die Ursache für das Zustandekommen der organischen chemischen Verbindungen und damit für das Vorhandensein jeglicher Art lebender Substanz, die wir uns vorstellen können, d.h. des Lebens selber.

J. Robert Oppenheimer (1955)

Biochemie – Enzyme

Das Neuumgreifende für alle medizinischen Fächer ist die Biochemie. Heute bestimmen die großen biochemischen Entdeckungen im submikroskopischen, molekularen Bereich unser Bild vom Biochemismus des Lebens. Was für Wunder vollbringen allein die Enzyme. Als kristillisierbare hochmolekulare Stoffe von Proteincharakter sind sie auf ganz bestimmte Stoffverbindungen spezifisch ausgerichtet, sie reagieren in festgelegter Reihenfolge über lange Reaktionsketten und katalysieren in kleinster Quantität große Mengen eines Substrates, ohne im Endeffekt selber verän-

dert zu werden. Auf dem Weg über Enzyme verrichten auch die Erbfaktoren, die Gene ihr Werk der Merkmalsausprägung. So sind die Enzyme eines der großen Wunder in der Ökonomie der Lebensvorgänge. Der Gehalt jeder Zelle an Hunderten, meist inaktiver Enzymvorstufen macht es überhaupt erst verständlich, daß auch die kleinste Lebenseinheit, die Zelle, gewissermaßen wie eine große Fabrik für biochemische Umsetzungen fungiert.

K. H. B. Eröffnungsrede 100. Naturforschertagung 24. September 1958

Biochemie – Vitamine

Wunder über Wunder liefern die Vitamine. *Sie sind schon in Gammawerten wirksam. Zwar liefern sie selbst keine Energie, sind aber für den Energiestoffwechsel unentbehrlich. Der Organismus synthetisiert sie nicht selbst, er ist darum auf die Zufuhr durch die Nahrung angewiesen. Vitamine sind also ein Umweltfaktor ersten Ranges.*

K.H.B. 24. September 1958

Biochemie – Hormone

Auch die Hormone *sind eine erst in diesem Jahrhundert neu entdeckte Welt. Sie wirken streng spezifisch in kaum vorstellbar niedriger Konzentration, gut aufeinander abgestimmt harmonisch zusammen. In Wechselwirkung mit dem vegetativen Nervensystem regulieren sie die Anpassung des Organismus an jede Veränderung seiner Beanspruchung.*

K.H.B. 24. September 1958

Biophysik / Tracer-Methode

Welch ein Detektivismus kommt der Tracer-Methode *zu. Radioaktive Atome verhalten sich chemisch wie andere Atome, physikalisch verraten sie sich aber durch ihre Strahlung. Mogelt man statt eines gewöhnlichen ein radioaktives Atom in eine Verbindung ein, so können komplizierte Vorgänge auf einfache Weise verfolgt und geklärt werden. Mit dieser Strahlenspionage wurde die ganze*

Stoffwechselphysiologie neu durchleuchtet. Hauptergebnis: In allen Zellen und Geweben findet ein fortgesetzter Um- und Neuaufbau von Körpersubstanz statt. Wie bei der Renovierung einer Kathedrale Stein für Stein ausgewechselt wird, die Architektur selbst jedoch erhalten bleibt, so bleibt auch bei den Lebewesen die Form bestehen. Auch im Organismus werden gerade die ausgedehnten, hochmolekularen Körpersubstanzen ständig abgebaut und Zug um Zug durch neue, aus der Nahrung zugeführte gewissermaßen junge Bausteine ersetzt.   K.H.B. 30. Oktober 1968

Die Chirurgie immer Nutznießerin der Naturwissenschaften und Allgemeinmedizin

Jede Umwälzung in nahestehenden oder ferneren Gebieten fand ihr Echo in ausdauerndem Erforschen ihres Wertes für die Chirurgie. So wie lange Zeit die wissenschaftliche Chirurgie vorwiegend beherrscht war von der Zellularpathologie Virchows und seine Geschwulstlehre die Arbeiten beeinflußte, so hat auch der Siegeszug der Bakteriologie und Serologie in der Forschungszeit Robert Kochs und v. Behrings eine Fülle neuer Aufgaben gestellt und dem wissenschaftlich forschenden Chirurgen neue Wege gewiesen. Heute sind wir der Physiologie, der pathologischen Physiologie und biologischen Chemie so nahe getreten, daß wir sie mit der inneren Medizin als wichtigste Grenzfächer betrachten, ohne deren Beherrschung kaum ein bedeutender Fortschritt zu erwarten ist.   Erich Lexer (Eröffnungsansprache, Chirurgen-Kongreß 1936)

Soll die Weiterentwicklung der wissenschaftlichen Chirurgie *gesichert sein, so muß sich die Forschung an das Nachgewiesene und Nachweisbare halten, sie darf den Boden naturwissenschaftlicher Erkenntnis und naturwissenschaftlicher Denkweise, die alle Lebensvorgänge in ihren Ursprüngen und Zusammenhängen vorurteilslos aufzuschließen sucht und in diesem Sinne wahre Biologie ist, nicht verlassen.*

Nicolai Guleke (Eröffnungsansprache, Chirurgen-Kongreß 1938)

Methoden der elektronischen Datenverarbeitung sind für Klinik und Forschung unerläßlich. Die Notwendigkeit langfristiger, fortlaufender Bestimmung chemischer und physikalischer Meßwerte z.B. verlangt die Anwendung der »Automation«. Derra hat mit Recht vor einer Überschätzung der »Technik« in der Chirurgie gewarnt. Registrierapparate sind sicherlich nicht »stumme Schwestern« und Datenverarbeitungsmaschinen keine Elektronen-»gehirne«. Ihre Gehirnleistung übertrifft das menschliche Gehirn an »Unvergeßlichkeit«, d.h. Zuverlässigkeit der schnellen Reproduktion gespeicherter, formgerechter Informationen. Sie spielen eine wichtige Rolle schon in der Vorplanung eines Forschungsvorhabens.

L. Zukschwerdt (Chirurgen-Kongreß 1966)

Wechselwirkung Naturwissenschaften/Medizin

Mögen auch die Naturwissenschaften das Licht des Wissens durch das Prisma der Forschung in immer neue Ausstrahlungen zerlegen, die Medizin wird sie alle wie durch einen Hohlspiegel immer wieder auf den Menschen konzentrieren.

K.H.B. 28. September 1958

Von der Wahrheit

τὸ μὴ δῦνόν ποτε πῶς ἄν τις λάθοι.
Wie kann einer sich bergen vor dem, was nimmer untergeht?[1]

Heraklit (Fragmente 16)

’Αλάθεια θεῶν ὁμόπολις, μόνα θεοῖς συνδιαιτωμένα.
Die Wahrheit ist eine Bürgerin des Himmels, und sie allein ist Tischgenossin der Götter.   Bakchylides?

---

[1] *Übersetzt von Diels-Kranz z. n. M. Heidegger Aletheia (Heraklit, Fragment 16) (1954).*

*Wir leben nicht unmittelbar im Sein, daher wird Wahrheit nicht
unser fertiger Besitz. Wir leben im Zeitdasein: Wahrheit ist unser
Weg.*
K. Jaspers (von der Wahrheit 1947)

*Mehr als jedes andere Kulturgut ist die wissenschaftliche Wahr-
heit das kollektive Eigentum der ganzen Menschheit.*
Konrad Lorenz 1963 (Das sogenannte Böse)

Um in der Lage zu sein, die Wahrheit *meiner Schlußfolgerungen
meinen Gegnern zu demonstrieren, bin ich gezwungen gewesen,
sie durch eine* Reihe von Experimenten *zu beweisen; obwohl ich,
um mich selbst zufrieden zu stellen, es niemals notwendig emp-
fand, viele zu machen.*
Galilei

*Die Wahrheit finden wollen ist ein Verdienst, auch wenn man auf
dem Wege irrt.*
G. C. Lichtenberg (1742–1799)

Die gefährlichen Unwahrheiten *sind Wahrheiten, mäßig ent-
stellt.*
G. C. Lichtenberg (Aphorismen)

Einer neuen Wahrheit *ist nichts schädlicher als ein alter* Irrtum.
J. W. v. Goethe (Maximen und Reflexionen, 1287)

Wer eine neue wissenschaftliche Wahrheit *entdeckt, müßte vorher fast alles, was er gelernt hatte, zerstören.*
Ortega y Gasset (1883–1955)

Zeit

Πάντων ἰατρὸς τῶν ἀναγκαίων κακῶν χρόνος ἐστίν.
Der Arzt aller notwendigen Übel ist die Zeit.
Menander

Scheinbar machtlos ist sie die mächtigste, die Zeit.

K.H.B. 8. Februar 1958

Fugit irreparabile tempus.
Unwiederbringlich entflieht die Zeit.   *Vergil (georg. III, 284)*

Tempus edax rerum.
Die Zeit zernagt die Dinge.   *Ovid (Metam. XV, 234)*

Was eine Ewigkeit *dauern soll, braucht auch eine, um zustande
zu kommen.*   *Gracian*

Gemächlich geht die Zeit und holt doch alles ein.   *Chairemon*

Verbirg nichts! *Denn die Zeit, die alles sieht und alles hört, sie
faltet alles auf.*   *Sophokles*

*Alles kann man aufhalten, nur nicht den Fortschritt, so wenig
wie die Zeit. Er ist, seit es Menschen gibt, mit eine Funktion der
Zeit.*   *K.H.B. 29. November 1969*

*Hütet Euch, Zeit zu fordern,
das Unglück gewährt sie nie.*   *Mirabeau*

*Nichts gehört unser als nur die Zeit, in welcher selbst der lebt,
der keine Wohnung hat.*   *Gracian*

*Unermüdlich in immer fließendem Strom vorwärts eilet die Zeit
und erzeugt sich selbst.*   Euripides

*Die lange, ungemess'ne Zeit bringt alles Verborgene hervor, ver-
birgt das Offene, und nichts ist unwahrscheinlich.*   Sophokles

Die Zeit eilt, teilt, heilt.   Augsburger Hausinschrift

*Die Wahrheit kommt immer zuletzt, langsam heran und am Arm
der Zeit.*   Gracian

*Das Erstaunen bleibt unverändert –
nur unser Mut wächst,
Das Erstaunliche zu verstehen.*
            Der dänische Physiker Niels Bohr (1885–1962) (Atommodell! Nobelpreis 1922)

*Die weitere Entwicklung der Wissenschaft vom Menschen ist
schwer abzuschätzen, weil es sich immer mehr um sehr komplizierte Fragen handelt, die vielleicht auch mit größtem wissenschaftlichen Einsatz nicht mehr erfaßt werden können. Philoso-
phisch ist es meine Vermutung, daß die Endlichkeit der Gesetze
der Physik damit zu tun hat, daß die Physik und die ganze
moderne Wissenschaft, die so arbeitet wie die Physik, in ihrer
Weise des Objektivierens nur einen partiellen Aspekt der Umgebung mit der Wirklichkeit erfaßt. Die Möglichkeit objektivie-
render Wissenschaft ist wohl begrenzt. So erfaßt man nicht die
ganze Wirklichkeit.*
            Der Physiker und Philosoph C. Fr. v. Weizsäcker (1969) Hamburg

V. Menschliches — Allzumenschliches[1]

Der Mensch

Der Mensch *ist zwar* unheilig *genug, aber die* Menschheit in seiner Person muß ihm heilig sein.

I. Kant (Kritik der prakt. Vernunft)

Was der Mensch im Ganzen *sei, kann nicht festgestellt werden in Experimenten und Laboratorien, nicht in Unterhaltungen und Ausfragen, nicht in einem objektiv vorweisbaren Material an Ausdruck, Leistungen, Hervorbringen des Menschen* ... immer ist der Mensch mehr und anderes, als von ihm gewußt und erkennbar wird.

K. Jaspers (S. 771)

Spiel der Erbfaktoren vorausgeahnt:

Die Natur schafft ewig neue Gestalten,
was da ist, war noch nie;
Was war, kommt nicht wieder,
alles ist neu und doch immer das Alte.

J. W. v. Goethe (Die Natur, ein Fragment)

Ἀνθρώποισι πᾶσι μέτεστι γιγνώσκειν ἑωυτούς καὶ φρονεῖν.
Den Menschen allen ward zuteil, sich selbst zu erkennen und nachzusinnen.

Heraklit (540–480 v.Chr.)

---

[1] *Anlehnung an gleichnamiges Werk Fr. Nietzsches natürlich nur im sprachlichen, nicht im philosophischen Sinne.*

Die Wissenschaft hat die Lebensumstände des Menschen verändert und die wissenschaftlichen Ideen haben die Vorstellung des Menschen von sich selbst und von der Welt verwandelt.

J. Robert Oppenheimer (1955)

Sie (die Natur) scheint alles auf Individualität angelegt zu haben und macht sich nichts aus dem Individuum.

J. W. v. Goethe (Die Natur, ein Fragment)

Homo sum, humani nihil a me alienum puto.
Ich bin ein Mensch, drum gilt nichts Menschliches mir fremd.

Terenz

Die Rechte, die ein Mensch sich nimmt, stehn im Verhältnis zu den Pflichten, die er sich stellt, zu den Aufgaben, denen er sich gewachsen fühlt.

Friedrich Nietzsche

Der Mensch ist ein Ursachen suchendes Wesen.

G. C. Lichtenberg (1742–1799)

Der Mensch ist grundsätzlich mehr, als er von sich wissen kann.

K. Jaspers (Einführung in die Philosophie)

Wir sind Menschen, und doch ist uns der Mensch das größte Rätsel.

K.H.B. 27. April 1958

Alle Natur kulminiert im Menschen; weil wir dies aber selber sind, ist uns, was den Menschen betrifft, letzte Objektivität verschlossen.

K.H.B. 27. April 1958

Was man nicht versteht, besitzt man nicht.

J. W. v. Goethe (Maximen und Reflexionen 1356)

Für jeden Menschen ist sein *Stand-ort Mittelpunkt seiner Welt.*

K.H.B. 27. April 1958

Des Weltalls größtes Wunder ist das Leben. Des Lebens größtes Wunder ist der Mensch.   *K.H.B. 10. September 1959*

Umweltkrise der Menschheit

Die natürlichen Lebensbedingungen sind von der modernen Zivilisation zerstört; da dies so ist, ist die Wissenschaft vom Menschen die notwendigste von allen Wissenschaften geworden.

A. Carrel (1873–1944)

Zwang, in die Umweltkrise einzugreifen

Alles in allem befindet sich der Mensch in einer dreifachen Krise: einer Krise unseres gesamten Wertsystems, einer Krise hinsichtlich der Zusammenarbeit und einer solchen der Verantwortlichkeit: a) In den westlichen Ländern sind alle Parteien dem Materialismus gleichermaßen verfallen. b) Die Gesellschaft ist zu groß und daher zu unpersönlich und zerrissen. Eine effektive Regulierung ist nicht möglich. c) Bis jetzt lebte der Mensch in einer Umgebung, die sich selbst optimal regulierte. Um die natürlichen Vorgänge ringsum brauchte sich der Mensch selbst nicht zu kümmern. Dem Menschen stellt sich nicht länger die Frage, ob er kontrollierend eingreifen will oder nicht, er ist dazu gezwungen. Es geht um die Zukunft der gesamten Menschheit.

G. R. Taylor (1971)

Die Herrlichkeit der Welt ist immer adäquat der Herrlichkeit des Geistes, der sie betrachtet.   *Heinrich Heine (1797–1856)*

Jeder ist sich selbst der beste Freund, jeder hat aber auch seinen eigenen Feind in sich.
                                                     K.H.B. 27. Januar 1963

Wer nicht in der Welt wie in einem Tempel umhergeht, der wird keinen in ihr finden.
                                                     Rahel Varnhagen (1771–1833)

Le fruit du travail est le plus doux des plaisirs.
Die Frucht der Arbeit ist die angenehmste aller Vergnügungen.
                                                     De Vauvenargues

Es gibt für den Menschen nur ein wahres Unglück: Sich etwas vorzuwerfen haben.
                                                     Jean de la Bruyère (1645–1696)

Freiheit ist nicht Müßiggang, sondern Herrsein über sein Tun und Lassen.
                                                     Jean de la Bruyère

Die Gewohnheit tut alles, sie vermag alles; Pindar nennt sie mit Recht, wie ich mir habe sagen lassen, »Königin und Herrscherin der Welt«.
                                                     M. de Montaigne (1533–1598)[1]

Ruhm ernten am meisten die, die ihn nicht suchen.
                                                     K.H.B. 7. Mai 1964

Man behauptet, die Welt werde durch Zahlen regiert; das aber weiß ich, daß die Zahlen uns belehren, ob sie gut oder schlecht regiert werde.
                                                     J. W. v. Goethe (zu Eckermann 31. Januar 1830)

---

[1] *Pädagogisch-philosophische Würdigung Montaignes als »eines die Erkenntnis vorbereitenden Zweiflers«, s. bei Ernst Hoffmann, 1955.*

*Every thing is dangerous, my dear fellow. If it wasn't so, life
wouldn't be worth living.*
*Alles ist gefährlich, mein Lieber. Wär's nicht so, wäre das Leben
nicht lebenswert.* Oscar Wilde (*An Ideal Husband*)

*Niemand spricht eine Wahrheit aus, die er nicht mit einem Irrtum
verzollen müßte.* Friedrich Hebbel (*1813–1863*)

Gold ist der Souverän der Souveräne. Rivarol

*Geld ... ein unermüdlicher Proteus, jeden Augenblick bereit, sich
in den jeweiligen Gegenstand unserer so wandelbaren Wünsche
und mannigfaltigen Bedürfnisse zu verwandeln.*
A. Schopenhauer (*Aphorismen zur Lebensweisheit*)

Erfolg zeugt Erfolg, wie Geld Geld erzeugt. Chamfort

Neminem pecunia divitem fecit.
Geld *hat noch keinen reich gemacht.* Seneca (*Epist. 119, 9*)

*Schlimmstes Schicksal für einen Mann: Ein Amt, dem er nicht
gewachsen ist.* K.H.B. 23. Mai 1958

Wie oft wiegt das Unwägbare am gewichtigsten!
K.H.B. 25. Oktober 1959

Der Mensch krankt am meisten an sich selbst.
K.H.B. 10. September 1958

Es besteht nicht der Schatten eines Zweifels, daß die mechanischen und chemisch-physikalischen Wissenschaften außerstande sind, uns Vernunft, sittliche Zucht, Gesundheit, Nervengleichgewicht, Sicherheit und Frieden zu schenken.

A. Carrel (1873–1944)

La fortune tourne tout à l'avantage de ceux qu'elle favorise.
Das Glück dreht alles zum Vorteil derer, die es begünstigt.

La Rochefoucauld (1613–1680)

Auch das Glück wird eines Tages müde, seinen Günstling ständig auf den Schultern zu tragen. K.H.B. 8. September 1958

Ein Athener hatte vergeblich auf einer Reise Erholung gesucht. Als man dies dem Sokrates erzählte, sagte er: »Das glaube ich wohl; er hatte sich mit auf die Reise genommen.«

M. de Montaigne (1533–1598)

Er war nie ein feuerspeiender Berg, so blieb ihm erspart, ein ausgebrannter Vulkan zu sein. K.H.B. 2. Juni 1960

Die Weisheit ist ein Huhn, dessen unangenehmes Gegacker man in Kauf nehmen muß, weil ein Ei darauf folgt. P. Hazard (1939)

Ein Buch *ist ein* Spiegel: *wenn ein Affe hineinsieht, kann kein Apostel herausgucken.* G. C. Lichtenberg (Aphorismen)

Dein redseliges Buch lehrt mancherlei Neues und Wahres.
Wäre das Wahre nur neu; *wäre das* Neue nur wahr!

Johann Heinrich Voss (1751–1826)

Quandoque bonus dormitat Homerus.
Einmal schläft auch der gute Homer.   Horaz (ars poet. 359)

Daß gröste Wunderding ist doch der Mensch *allein:*
Er kann, nach dem ers macht, Gott oder Teufel sein.
                                        Angelus Silesius (1624–1677)

Eigenschaften

Das Leben jedes Menschen trägt, trotz aller Abwechslung von
außen, durchgängig den selben Charakter und ist einer Reihe von
Variationen auf ein Thema zu vergleichen. Aus seiner Indivi-
dualität kann keiner heraus ... *Durch seine Individualität ist*
das Maß seines möglichen Glückes von vornherein bestimmt.
                            A. Schopenhauer (Aphorismen zur Lebensweisheit)

Es ist nichts groß, was nicht gut ist.   Matthias Claudius (1740–1815)

Nichts ist seltener als wahre Güte.   La Rochefoucauld (1613–1680)

Wer die weite Reise zur Nachwelt vorhat, darf keine unnütze
Bagage mitschleppen. Wer für alle Zeiten schreiben will, sei kurz,
bündig, aufs Wesentliche beschränkt: er sei bis zur Kargheit bei
jeder Phrase und jedem Wort bedacht, ob es nicht auch zu ent-
behren sei.   A. Schopenhauer

Geduld – die Virtuosität des Hoffens.   K.H.B 13. April 1964

Le bonheur *n'est pas chose aisée: Il est très difficile de le trouver*
en nous et impossible de le trouver ailleurs.

Das Glück ist keine leichte Sache: *Es ist sehr* schwer, es in uns *und* unmöglich, es anderswo zu finden.

Chamfort

Was einer an sich selber hat ist zu seinem Lebensglück das Wesentliche.

A. Schopenhauer (Aphorismen zur Lebensweisheit)

Das, was an der Religiosität der alten Griechen Staunen macht, ist die unbändige Fülle von Dankbarkeit, *welche sie ausströmt.*

Friedrich Nietzsche

Consciousness of a fact is not knowledge oft it.
Bewußtsein einer Tatsache ist nicht das Gleiche wie ihre Kenntnis.

Bernard Shaw (Back to Methuselah)

Demut ist Unverwundbarkeit.

Marie von Ebner-Eschenbach (1830–1916)

On ne peut répondre de son courage quand on n'a jamais été dans le péril.
Man kann für seinen Mut nicht einstehen, wenn man niemals in Gefahr war.

La Rochefoucauld (1613–1680)

Intelligenz *und* Gedächtnis *sind nicht dasselbe, setzen sich aber wechselseitig voraus. Ihr Zusammenwirken erweist sich umso fruchtbarer, je entfernter die Gegenstände sind, die sie – durch die* ars combinatoria*–mühelos miteinander in Verbindung bringen.*

K.H.B. 16. Februar 1972

Le sens commun est le génie de l'humanitè.
Der gesunde Menschenverstand ist der Genius der Menschheit.
J. W. v. Goethe (Maximen und Reflexionen 1089)

Die Einseitigkeit ist der Hebel allen menschlichen Fortschreitens.
H. Treitschke (Die Freiheit)

Pour être aimé, il faut être aimable.
Um geliebt zu werden, ist es notwendig, liebens-wert zu sein.
Marco Minghitti (aus Bülow, Denkwürdigkeiten II. 30)

Die artige Manier ist ein Taschendieb der Herzen.   Gracian

Die Öffentlichkeit hat eine unersättliche Neugier, alles zu wissen,
nur nicht das Wissenswerte.   Oscar Wilde

Wir wollen der Heiterkeit, *wann immer sie sich einstellt, Tür*
und Tor öffnen: Denn sie kommt nie zur unrechten Zeit. Heiter-
keit ist unmittelbarer Gewinn. Sie allein ist gleichsam die bare
Münze des Glücks *und nicht wie alles andere bloß der Bank-*
zettel.
A. Schopenhauer (Aphorismen zur Lebensweisheit)

Was uns am unmittelbarsten beglückt, ist die Heiterkeit des Sin-
nes: Denn diese gute Eigenschaft belohnt sich augenblicklich
selbst.
A. Schopenhauer (Aphorismen zur Lebensweisheit)

Bosheit setzt manchmal aus, Dummheit nie.
K.H.B 22. Februar 1961

*Wir haben eine vielgestaltige Seele; sie genügt sich selbst als
Umgang; sie ist so reich, daß die Gegensätze in ihr Angriff und
Verteidigung spielen, Geschenke empfangen und Geschenke aus-
teilen können.* M. de Montaigne (1533–1598)

Die Höflichkeit ist die größte politische Zauberin der Großen.
Gracian

*Berühmtheit: Der Vorteil, denen bekannt zu sein, die einen nicht
kennen.* Chamfort

Zuviel Erfolg irritiert die besten Freunde. Oscar Wilde

Ruhm muß erst erworben werden: Die Ehre *hingegen braucht
bloß nicht verloren zu gehen.*
A. Schopenhauer (Aphorismen zur Lebensweisheit)

Man muß nicht nach Ruhm jagen, dann fällt er einem leichter zu.
K.H.B. 27. Juli 1957

*Wer der Beste ist, hat immer im vermeintlich Besten einen er-
bitterten Feind.* K.H.B. 17. Juni 1858

*Nichts im Leben ist schön, lieblich und groß, als die geheimnis-
vollen Dinge. Ist nicht die Unschuld, die nichts anderes als eine
heilige Unwissenheit ist, das unaussprechlichste aller Geheimnisse?*
Fr. R. Chateaubriand (1768–1848) Z. n. P. Hazard (1878–1944)

Erfolg macht bescheiden. Curt Goetz (1964)

Fruchttragende Zweige starren nicht zum Himmel, sondern senken sich demütig zur Erde.   Erich Lexer (1936)

La parfaite valeur est de faire sans témoins ce qu'on serait capable de faire devant tout le monde.
Vollkommene Tapferkeit *besteht darin, daß man ohne Zeugen tut, was man vor aller Welt zu tun fähig wäre.*   La Rochefoucald

C'est une grande habileté que de savoir cacher son habileté.
Es zeugt von großer Gewandtheit, wenn man *diese* Gewandtheit nicht merken läßt.   La Rochefoucauld (1613–1680)

Aufrichtig *zu sein, kann ich versprechen,* unparteiisch *zu sein* aber nicht.   J. W. v. Goethe (Maximen und Reflexionen 1384)

Les esprits médiocres condamnent d'ordinaire tout ce qui passe leur portée.
Die Mittelmäßigkeit lehnt alles ab, *was über ihren Horizont* geht.   La Rochefoucauld (1613–1680)

Tüchtiges Schaffen, hält auf die Dauer kein Gegner aus.   P. Rosegger

On n'est jamais si heureux ni si malheureux qu'on s'imagine.
Wir sind nie so glücklich oder so unglücklich, wie *wir es uns* einreden.   La Rochefoucauld (1613–1680)

Il n'appartient qu'aux grands hommes d'avoir de grands défauts.
Nur große Menschen dürfen große Fehler haben.

La Rochefoucauld (1613–1680)

Ein Zyniker ist ein Mensch, der von allem den Preis, und von
nichts den Wert kennt.   *Oscar Wilde*

Zum Bild eines Menschen *gehören auch* Fehler, *wenn der eine*
Pol in der Sonne steht, kann der andere nur im Schatten liegen.

K.H.B. 6. Juli 1958

Fear will drive men to any extreme; and the fear inspired by a
superior being is a mystery, which cannot be reasoned away.
Furcht kann Menschen zu jedem Extrem treiben; und die von
einem höheren Wesen inspirierte Furcht ist ein Geheimnis, das
nicht wegdisputiert werden kann.   *Bernard Shaw (Saint Joan)*

Die Eigenschaft, die zu einem richtigen Mann am wenigsten
paßt, ist die Empfindlichkeit und das Nicht-loskommen von
bestimmten Gewohnheiten.   *M. de Montaigne (1533–1598)*

An meiner Wand hängt eine japanische Holzwerk-Maske eines
bösen Dämons, bemalt mit Goldlack. Mitfühlend sehe ich die
geschwollenen Stirnadern, andeutend, wie anstrengend es ist, böse
zu sein.   *Bertolt Brecht (1898–1956)*

Manche können nicht ohne einen täglichen Ärger leben, wie Mi-
thridates nicht ohne Gift.   *Gracian*

Es gibt keinen Fehler, der nicht seinen Liebhaber fände. *Gracian*

*Es gibt Leute, die so sehr Feind ihrer selbst sind, daß sie lieber
ein Unglück haben, das sie vorausgesehen haben, weil sie es
vorausgesehen haben, als den Genuß eines Glückes, auf das sie
nicht gefaßt waren.*   *Fürst von Lisne*

Verstand *wird* Unverstand, *wird er nicht durch* Vernunft gesteuert.   *K.H.B. 19. Februar 1972*

*Wenn Eitelkeit auch nicht gerade alle Tugenden umstößt, so er-
schüttert sie doch alle.*   *La Rouchefoucauld (1613–1680)*

*Wer seine Eitelkeit nicht wenigstens verbergen kann, hat schon
verloren.*   *Curt Goetz (1964)*

Die Affekte *sind krankhafte Säfte der Seele und an jedem Übermaß derselben erkrankt die Klugheit.*   *Gracian*

Ich verfluche allen negativen Purismus, *daß man ein* Wort
*nicht brauchen soll, in welchem eine andere Sprache Vieles oder
Zarteres gefaßt hat.*   *J. W. v. Goethe (Maximen und Reflexionen 72)*

*Sinnreich bist du, die Sprache von fremden Wörtern zu säubern;
Nun, so sage doch, Freund, wie man* Pedant *uns verdeutscht!*
                         Xenien von F. v. Schiller und J. W. v. Goethe

*Wäre die Nase der Kleopatra kürzer gewesen, hätte das Antlitz
der Erde ein anderes Aussehen bekommen.* *Blaise Pascal (1623–1662)*

Wenn weise Männer nicht irrten, müßten die Narren verzweifeln.

J. W. v. Goethe (Maximen und Reflexionen 1398)

Sicher gehen hundert Narren auf einen Haufen, machen aber noch keinen gescheiten Mann.

A. Schopenhauer (Aphorismen zur Lebensweisheit)

Jeder Dumme *ist* fest überzeugt – *und jeder fest* Überzeugte *ist* dumm: *Je irriger sein Urteil, desto größer sein Starrsinn.*

Gracian

Es gibt kein untrüglicheres Zeichen von Dummheit, *als wenn sich einer für gescheiter hält, als alle anderen. K.H.B. 2. Juni 1960*

On trouve des moyens pour guérir de la folie, mais on n'en trouve point pour redresser un esprit de travers.
Gegen Verrücktheiten gibt es Heilmittel, Querköpfen ist nicht zu helfen.

La Rochefoucauld (1613–1680)

Der Hochmut ist ein plebejisches Laster.

Marie von Ebner-Eschenbach (1830–1916)

L'envie est plus irréconciliable que la haine.
Der Neid ist unversöhnlicher als der Haß.

La Rochefoucauld (1613–1680)

Beziehungen zwischen den Menschen

Ὡς αἰεὶ τὸν ὁμοῖον ἄγε· θεὸς ὡς τὸν ὁμοῖον.
Immer doch führet den gleichen der Gott mit dem gleichen zusammen.

Homer (Odyssee 17, 218)

Ein Mann muß sich selbst genug sein.

W. v. Humboldt

Wirklich merkwürdig ist es, wie zwei, besonders von den moralisch und intellektuell Zurückstehenden, beim ersten Anblick einander erkennen, sich eifrig einander zu nähern streben, freundlich und freudig sich begrüßend, einander entgegeneilen, als wären sie alte Bekannte.

A. Schopenhauer (Aphorismen)

Idem velle atque idem nolle, ea demum firma amicitia est.
Dasselbe wollen und dasselbe nicht wollen, das erst ist feste Freundschaft.

Sallust (De censur. lat. 20, 4)

Fraglos sind echte Freundschaften kostbarster Lebenserwerb, am dauerhaftesten dann, wenn zwei Menschen sich finden, von denen jeder gerade das besitzt, was dem anderen abgeht.

K.H.B 24. Februar 1972

Wir sind für nichts so dankbar wie für Dankbarkeit.

Marie von Ebner-Eschenbach (1830–1916)

Das ganze Glück des Menschen besteht darin, bei anderen Achtung zu genießen.

Blaise Pascal (1623–1662)

Omnium consensus naturae vox est.
Aller Übereinstimmung ist die Stimme der Natur.

Cicero (Tuscul. I, 35)

῎Εργμασιν ἐν μεγάλοις πᾶσιν ἀδεῖν χαλεπόν.
Bei großen Unternehmungen allen zu gefallen, ist schwierig.

Solon

Wenn zwei brave Menschen über Grundsätze streiten, haben immer beide recht.

Marie v. Ebner-Eschenbach

Amor non est medicabilis herbis.
Liebe ist nicht durch Kräuter zu heilen.　　　Ovid *(Epist. 5, 149)*

Die Erinnerung *steht immer dem Herzen zu Diensten.*　　Rivarol

Das Gedächtnis ist der Sieger über die Zeit.　　Leonardo da Vinci

Einsamkeit macht stark, Vereinsamung krank.
Um in der Welt Erfolg *zu haben, braucht man Tugenden, die beliebt und Fehler, die gefürchtet machen.*
　　　　　Joseph Joubert *(1754–1824)*

Es ist fast unmöglich, die Fackel der Wahrheit *durch ein Gedränge zu tragen, ohne jemanden den Bart zu sengen.*
　　　　　G. C. Lichtenberg *(Aphorismen)*

Die halbe Wahrheit ist schlimmer als die Lüge, sie braucht doppelt so viel Aufwand zur Entlarvung.　　K.H.B. *12. Februar 1972*

Allein die Zeit bestätigt den Gerechten. Den Bösen lehrt ein einziger Tag dich kennen.　　Sophokles

Es ist nichts so schwierig, als ganz anständig zu sein.
　　　　　Johannes von Kries *(n. V. v. Weizsäcker)*

Nichts erweckt den Ehrgeiz im Herzen mehr, als die Posaune fremden Ruhmes.　　Gracian

Wer Führung beansprucht, ruft selbst den Rivalen auf den Plan.

K.H.B. 28. September 1958

Der Ruhm des Angefeindeten ist die Hölle des Nebenbuhlers.

Gracian

Gesetze *halten sich nicht deshalb, weil sie gerecht sind, sondern* weil es Gesetze sind.   *M. de Montaigne*

Jede Generation *ist irgendwie Sklavin des Geistes ihrer Zeit.*

K.H.B. 28. Februar 1962

Frauen

Vor Troja: Diomedes verwundet Aphrodite

Als er nun Kypris[1] erreichte, im dichten Gewühl sie bedrängend,
Streckte sich aus mit der Lanze der Sohn des erhabenen Tydeus,
Traf im Nachsprung dann mit der Schärfe des Speeres die zarte
Hand an der Spitze; sogleich in die Haut fuhr schneidend die Lanze
Durch die ambrosische Hülle, gewebt von den Chariten selber,
Nah' am Gelenk in der Fläche;

Nach Rückkehr in den Olymp[2]

Doch Aphrodite, die göttliche, sank in den Schoß der Dione,
Ihrer Mutter, und diese umfing mit den Armen die Tochter,
Streichelte sie mit der Hand und redete, also beginnend:
Wer mißhandelte dich, mein Töchterchen, unter den Göttern,
Ohne Sinn und Verstand, als hättest du offen gefrevelt?
Ihr entgegnete drauf die lieblich lächelnde Kypris:
Tydeus' trotziger Sohn Diomedes hat mich verwundet.

---

[1] *Kypris Synonym für Aphrodite nach einer ihrer Hauptkultstätten Paphos auf Kypros.*
[2] *Entzückend die bildliche Darstellung in der* Ilias Ambrosiana *in der Bibliotheca Ambrosiana Mediolanensis (1.Jahrh. n.Chr.) Tafel XIV:* Aphrodite, *von links kommend, zeigt dem thronenden Zeus anklagend die verwundete Linke, während rechts auf dem Bilde* Hera und Athene *»mit stichelnden Worten« (Ilias V, 418ff.) auf Zeus einreden, bis er* Aphrodite *(s.o.) an ihre Pflichten erinnert. (Farbige Darstellung nach griechischen Vorbildern!)*

Dione, die Mutter

Nicht mehr zwischen Achaiern und Troern wütet die Feldschlacht,
Sondern es kämpfen die Danaer schon mit unsterblichen Göttern.
Sprach's und trocknete jener mit beiden Händen die Wunde;
Siehe, da heilte die Hand, und besänftigt ruhen die Schmerzen.

Lächelnd vernahm es der Vater des Menschengeschlechts und der Götter,
Rief sie heran und sprach zur goldenen Aphrodite:
Töchterchen, dein Geschäft sind nicht die Werke des Krieges.
Ordne du lieber hinfort die lieblichen Werke der Hochzeit.
Jene besorgt Athene schon und der rüstige Ares.

Homer (Ilias V, 335–430)

Odysseus zu Nausikaa

»... denn nichts erweist sich als größer und besser auf Erden, als wenn Mann und Weib,
in herzlicher Liebe und Eintracht, ruhig das Ihre bestellen, dem Neid und der Mißgunst
zum Ärger aber dem Guten zur Freude, am besten jedoch für sie selber.«

Homer, Odyssee (Die Insel der Phaieken 632–635)

Penelope vor dem Wiedersehen mit Odysseus

» Doch ist er es wirklich, ist es Odysseus, der heimgekehrt, dann finden wir sicher besser uns
beide allein; wir haben unsere Zeichen, gänzlich verborgene, die uns beiden ausschließ–
ich bekannt sind «.

Homer, Odysse (Wiedervereinigung der Ehegatten 4235–38)

Petrarca hat Laura nicht oft gesehen, noch Dante seine Beatrice,
aber trotzdem haben Sie Poesie ersten Ranges geschrieben. Sie
haben ihr Idol niemals dem Prüfstein einer häuslichen Vertrau-
lichkeit ausgesetzt und haben es sich so bis zum Tode erhalten.

Bernard Shaw

Die Männer sind eher reich an erworbenen, die Frauen hingegen
an angeborenen Tugenden. *Joubert*

Ich liebe Männer, die eine Zukunft haben und Frauen mit einer
Vergangenheit. *Oscar Wilde*

Die Ehe der Großen ist Unschicklichkeit durch Übereinkommen.

Chamfort

Die beste Empfehlung für einen Mann steht geschrieben auf der heitern Stirn seiner Frau.

Esenbeck

»Woran erkenn' ich den besten Staat?« Woran Du die beste Frau kennst – daran, mein Freund, daß man von beiden nicht spricht.

Friedrich v. Schiller (Gedicht: Der beste Staat)

Viel Weisheit wohnt beim weiblichen Geschlecht, trifft beim ersten Blick die Frau das Rechte.

Geibel

Der Umgang mit Frauen ist das Element guter Sitten.

J. W. v. Goethe (Maximen)

Les femmes qui aiment pardonnent plus aisément les grandes indiscrétions que les petites infidélités.
Liebende Frauen verzeihen leichter große Indiskretionen, als kleine Treulosigkeiten.

La Rochefoucauld

Die Ehe bleibt deshalb so beliebt, weil sie das Maximum an Versuchung mit dem Maximum an Gelegenheit verbindet.

Bernard Shaw

Es legte Adam sich im Paradiese schlafen:
Da ward aus ihm das Weib geschaffen!
Du, armer Vater Adam, Du!
Dein erster Schlaf war Deine letzte Ruh.

Matthias Claudius (1740–1813)

Frauen, *die in* Paris *Frauen waren, können nirgendwo sonst Frauen sein.*

Montesquieu

Gott! flehte Julius mit heiligen Gebärden.
O laß mein gutes Weib doch keine Witwe werden!

Johann Christoph Friederich Haug (1761–1829)

Betätigungen

Sprich, damit ich Dich sehe!

Sokrates

Verwirklichen kann der einzelne immer nur das, was er der An-
lage nach bereits besitzt.

K.H.B 1926

Philosophia docuit colere divina, humana diligere.
Die Philosophie lehrt das Göttliche verehren, das Menschliche
lieben.

Seneca (Epist. 90, 3)

(Aiunt) multum legendum esse, non multa.
Man sagt, viel sei zu lesen, nicht vielerlei. Plinius *(Epist. VII, 9, 15)*

Wer mit dem Leben spielt,
Kommt nie zurecht;
Wer sich nicht selbst befiehlt,
Bleibt immer Knecht.

J. W. v. Goethe (Sprüche in Reimen)

Das Betragen ist ein Siegel, in welchem jeder sein Bild zeigt.

J. W. v. Goethe (Maximen und Reflexionen, S. 290)

Was ist das Schwerste *von allem? Was Dir das Leichteste dünkt.*
Mit den Augen zu sehen, was vor den Augen Dir liegt.

J. W. v. Goethe (Xenien an die Nacht)

Über Geschichte *kann niemand urteilen, als wer an sich selbst*
Geschichte erlebt hat.   *J. W. v. Goethe (Maximen und Reflexionen)*

Die Sprache ist äußeres Denken, das Denken innere Sprache.

Rivarol

Wo die Flamme *nicht brennt, lebt auch kein Wesen, das atmet.*

Leonardo da Vinci

Der einzige Vorzug des Herrschens ist der, daß man mehr Gutes
erweisen kann.   *Gracian*

Streben nach Macht verbirgt der Charakter, Macht offenbart ihn.

K.H.B. 14. Dezember 1962

Wer sparen *gelernt hat, verlernt es nie.*   *K.H.B. 3. März 1968*

Das ist wirklich ein guter Witz, *wenn einer hellauf lacht, auch*
wenn es keiner hört.   *K.H.B 25. Oktober 1964*

Iliacos intra muros peccatur et extra.
Wie in Ilions Burg, so wird auch draußen gefrevelt.

Horaz (epist. I, 2, 16)

Wenn der Moralprediger den Mund aufmacht, hält sich der
Hörer seine Ohren bereits zu.   *K.H.B. 11. April 1970*

*Wenn ein Kind durch finstern Wald heimkehrt, so singt es aus
Leibeskräften, um die Räuber nicht zu hören, vor denen es Angst
hat.*   K.H.B. 29. Januar 1972

Si natura negat, facit indignatio versum.
Wenn die Natur ihn versagt, so macht Entrüstung den Vers.
                                               Juvenal (Sat. I, 79)

*Wenn der Hahn kräht, so hört man das weiter als das ganze
Gegacker aller Hühner.*   K.H.B. 22. September 1960

Wann nicht das Küssen *was zum schmacken helffen kündt,
Ey warumb küssen wir dann immer auff den Mundt?*
                                               Martin Opitz (1557–1639)

Die Musik lebt von ihren Hörern.   K.H.B. 24. September 1960

*Musik ist die Welt, die wir brauchen, um für kurze Zeit uns
selbst zu entfliehen.*   K.H.B. 30. März 1971

*Die Musik besänftigt das Gemüt, und die Last der Arbeit tröstet
der Klang der Stimme!*   Augustinus (354–430)

*Die Musik ist als die universelle Sprache der Menschheit zu be-
zeichnen, durch welche das menschliche Gefühl sich alle Herzen
in gleich verständlicher Weise mitteilen kann.*
                                               Franz Liszt (1811–1886)

Ich betrachte die Musik nicht nur als eine Kunst, das Ohr zu ergötzen, sondern als eins der größten Mittel, das Herz zu bewegen und Empfindungen zu erregen.   Christoph Willibald Gluck (1714–1787)

Musik ist die höhere Offenbarung als alle Weisheit und Philosophie.   Ludwig van Beethoven (1770–1827)

Musik ist die der Wirklichkeit fernste und zugleich die passionierteste der Künste, abstrakt und mystisch.

Thomas Mann (1875–1955)

Sie werden mich fragen, woher ich meine Ideen *nehme?* Das vermag ich mit Zuverlässigkeit nicht zu sagen; sie kommen ungerufen, mittelbar, unmittelbar; ich könnte sie mit Händen greifen, in der freien Natur, im Wald, auf Spaziergängen, in der Stille der Nacht, am frühen Morgen, angeregt durch Stimmungen, die sich bei dem Dichter in Worte, bei mir in Töne umsetzen, klingen, brausen, stürmen, bis sie endlich in Noten vor mir stehen.

L. van Beethoven (Aus einem Gespräch mit Louis Schlösser, 1823)

Der melodische Einfall, *der mich plötzlich, direkt aus dem Äther kommend, überfällt, der auftaucht, ohne daß eine sinnliche Anregung von außen vorliegt oder eine seelische Emotion, erscheint in der Phantasie unmittelbar, unbewußt, ohne Einfluß des Verstandes. Es ist das höchste Geschenk der Gottheit und mit nichts anderem zu vergleichen.*   Richard Strauss (1940)

Musik – *sie allein macht* Unaussprechliches wahrnehmbar.

K.H.B. 8. Januar 1959

Zur Zwölftontechnik[1]

Schönberg selbst hat in genialer schöpferischer Vorausschau die umfassenden Möglichkeiten seines Prinzips so konsequent und weitreichend angewendet, daß wahrscheinlich Generationen damit zu tun haben, auf ihre Weise das geistige Gebäude mit eigenem, schöpferischem Leben zu erfüllen. Im Wesentlichen aber erscheinen alle strukturellen Möglichkeiten bei Schönberg vorgebildet.

Wolfgang Fortner (1960)

Die »Neue Musik«

Die Gegenwärtigkeit der Neuen Musik, die sich in ihrem Atmen, in ihrem Gesamthabitus äußert, hat an sich noch nichts mit den scheinbaren Dissonanzen zu tun. Sie sind Spracheigentümlichkeiten, die aus ihrer geschichtlichen Entwicklung folgen. Sind die Hörer mit diesen vertraut, werden sie erkennen, daß nicht Zerrissenheit und Grauen durch ausgedrückt werden, sondern eben jene großen Themen der Kulturen aller Zeiten, die auch für uns ewiger Gegenstand sind.

Wolfgang Fortner (1960)

Im Schauspiel offenbart sich durchaus, ob jemand Phantasie und Initiative hat oder nicht.

Christian Morgenstern

Die Unbestimmtheit des Gegenzuges ist die methodische Voraussetzung des (Schach-) Spieles.

W. Dörr / G. Quadbeck (1970)

Schach! *Kampf bei gleichen Chancen. Fortgang nur durch die* ἀνάγκη *– durch den unausweichlichen Zug-Zwang mit dem Ef-*

---

[1] *12-Tontechnik (A. Schönberg 1923): »Komposition mit zwölf nur aufeinander bezogenen Tönen«.*

fekt der fortgesetzten Änderung der Gefechts-situation. Intelligenz und Gedächtnis allein schaffen es nicht. Den Sieg verbürgt allein die strategische ars combinatoria. *Noch nie sah Einer die gleiche Partie sich wiederholen. Zum Schluß* »Schach-matt«: *Ein König ohne Waffe. Keine Hilfe, keine Flucht. Kapitulation!*

K.H.B. 10. März 1972

Lebensklugheit

Das Sein *ist älter als das* Wissen.
Aber erst das Wissen *weiß, was das* Sein *ist.*   *K. F. v. Weizsäcker*

Experto credite!
Glaubt meiner Erfahrung!   *Vergil (Aen. XI, 283)*

Handle immer, als sähe Deine Mutter Dir zu.

Was auf einen zukommt, dem soll man entgegengehen.

K.H.B. 4. Dezember 1961

Man soll im Leben blind vertrauen, *so lange man nicht zum Gegenteil gezwungen ist.*   K.H.B. 26. Juni 1971

»*Seid nicht zu klug, sondern seid* mit Maßen klug.«

M. de Montaigne (1533–1598)

Es kommt im Leben weniger darauf an, Recht *zu haben, als* richtig *zu handeln.*   K.H.B. 25. Oktober 1959

Ein-sichtig *wird der Mensch erst, wenn er ein-sieht, daß* auch
der Andere recht *hat aus seiner Sicht.*   *K.H.B. 28. November 1970*

Crede mihi, bene vixit qui bene latuit.

Glaube mir, wer gut verborgen *war, hat gut gelebt.*   *Ovid*

*Quand on ne trouve pas son repos en soi-même, il est inutile de le
chercher ailleurs.*

Wenn man seine Ruhe *nicht* in sich selbst *findet, ist es unnütz,
sie anderwo zu suchen.*   *La Rochefoucauld (1613–1680)*

*Unzufriedenheit ist der erste Schritt in die Entwicklung eines
Mannes oder eines Volkes.*   *Oscar Wilde*

La liberté est incompatible avec la faiblesse.

Die Freiheit ist unvereinbar mit Schwäche.   *De Vauvenargues*

Vom Schlechtmachen wird nichts besser.

K.H.B. 18. November 1962

Ergreifen *kann nur der Ergriffene.*   *K.H.B. 4. Oktober 1959*

*Nous promettons selon nos espérances et nous tenons selon nos
craintes.*

Wir machen unsere Versprechungen *gemäß unseren Hoffnungen, halten uns aber an Befürchtungen.*

La Rochefoucauld (1613–1680)

Erwartungen wecken *ist leicht, Erwartungen übertreffen mehr als schwer.*

K.H.B. 10. September 1959

L'amour-propre est le plus grand de tous les flatteurs.
Die Eigenliebe *ist der größte aller Schmeichler.*   La Rochefoucauld

Am höflichsten bin ich gegen die, welche ich innerlich am wenigsten achte; wo meine Seele hineilt, vergißt sie das gemessene Schreiten.

M. de Montaigne

Wer von seinem Testament *spricht, auf dessen Sterben warten die Erben.*

K.H.B. 25. Dezember 1960

Einsamkeit macht stark, Vereinsamung krank.

K.H.B. 10. September 1958

Diejenigen, die ihre Meinungen nie zurück nehmen und niemals ändern, lieben sich selber mehr als die Wahrheit.   Jean Joubert

Die Anwandlungen der Leidenschaft *sind das Glatteis der Klugheit.*

Gracian

Das Klagen *schadet stets unserem Ansehen.*   Gracian

Was für ein Feuer der Regen, das ist für den Zorn *das Mitleid.*

A. Schopenhauer

Machtmißbrauch *entmachtet die Mächtigen.*

K.H.B. 10. August 1958

Ein Wort nachzuschicken *ist immer* Zeit, *nie eines zurückzurufen. Man rede wie im Testament, je weniger Worte, desto weniger Streit.*

Gracian

Stets äußert sich der Weise *leise,
vorsichtig und bedingungsweise.*

Wilhelm Busch (Briefe)

Leben als Schicksal

Ἄπαντα τἀγέννητα πρῶτον ἦλθ' ἅπαξ.
Was nie *geschehn, geschieht einmal zum erstenmal.*

Sophokles

Ἀντί νυ πολλῶν λαῶν ἐστὶν ἀνήρ, ὅν τε Ζεὺς κῆρι φιλήσῃ.
Die Tausend im Volke wiegt ein einziger auf, dem Zeus vor andern geneigt ist.

Homer (Ilias IX, 116)

Zeus schwingt die Geißel über allzu frechverwegenem Sinn als ein gestrenger Richter.

Aischylos

Dem Zwange widersteht auch Ares nicht.

Sophokles

Die vor dem Schicksal niederknien, sind weise.

Aischylos

Ἀνάγκῃ οὐδὲ θεοὶ μάχονται.

Gegen die zwingende Not streiten nicht einmal die Götter.
Zenobios (I, 85)

Alle, die es nicht gelernt haben, ihre Genußsucht zu beherrschen,
leben kürzer. *K.H.B. 12. April 1970*

Alter

Es kommt nicht darauf an, wie alt *man ist, sondern wie man*
alt ist. *Graf Axel v. Oxenstjerna 1631, schwedischer »Bevollmächtigter« am Rhein*

»75«! Keiner will es sein, aber jeder will es werden.
K.H.B. 26. September 1965

Wer nicht den Geist seines Alters hat, hat das ganze Unglück
seines Alters. *Voltaire*

Ἰσχὺς καὶ εὐμορφίη νεότητος ἀγαθά, γήραος δὲ σωφροσύνη ἄνθος.
Stärke und Schönheit sind Vorzüge der Jugend, des Alters
Blüte *aber ist die* Besonnenheit. *Demokrit*

Das Alter ist eine Zwangsjacke, wohl dem, der sie wie eine
Uniform trägt. *K.H.B. 18. Dezember 1969*

Das Alter verklärt oder versteinert. *Marie von Ebner-Eschenbach*

Das Alter ist gerechter als die Jugend. *Aischylos*

Wie im Gebirg: abwärts gehts schnell.   *K.H.B. 17. Juni 1958*

Die geistige Einstellung, die sich mit der Altersruhe *am schlech-
testen verträgt, ist der Ehrgeiz;* Ruhm und Ruhe können nicht
zusammenwohnen.   *M. de Montaigne*

Langlebigkeit *ist nur dann wünschenswert, wenn sie die* Dauer
der Jugend, *nicht, wenn sie die des Alters* vergrößert.

A. Carrel (1873–1944)

*Magna fuit quondam capitis reverentia cani inque suo pretio ruga
senilis erat.*

Groß war einstmals die Ehrfurcht vor dem grauen Haupte *und
in ihrem Werte stand die Runzel des Alters.*   *Ovid (Fasti V, 57)*

*Im Alter sind wir der Schmeichelei viel zugänglicher als in der
Jugend.*   *Marie v. Ebner-Eschenbach*

*In den Ozean schifft mit tausend Masten der Jüngling;
Still, auf gerettetem Boot, treibt in den Hafen der Greis.*

Friedrich von Schiller (1759–1805)

Höchstes Alter

*Nur selten genießen wir den Vorzug, bis dahin leben zu dürfen;
die Natur gewährt uns* höchstens alle hundert Jahre, *als Zeichen
ihrer besonderen Huld, einem Menschen die Sondergenehmigung,
über alle Hindernisse und Schwierigkeiten hinwegzukommen, die
sie selbst auf dieser langen Bahn angebracht hat.*   *M. de Montaigne*

Laßt *deshalb* alle *Sorgen um Ruhm und Namen ... Die Lüste reizen euch nicht mehr;* entsagt *nun auch der letzten Lust, der Lust am Beifall anderer.*
M. de Montaigne

Ἄνθρωποι τὸν θάνατον φεύγοντες διώκουσιν.

Menschen, die vor dem Tode fliehen, *laufen ihm gerade nach.*
Demokrit

Tod

Nichts hat mehr Ähnlichkeit mit dem Tode, als der Müßiggang.
König Friedrich II.

Nascentes morimur: *finisque ab origine pendet*[1]. *Schon am ersten Tag nach eurer Geburt beginnt die Wanderung auf das Sterben wie auf das Leben zu. Schon bei der Geburt beginnt der Tod:* und das *Ende ist mit dem Anfang unlösbar verbunden.*
M. de Montaigne

Alle Tage wandern wir zum Tode; am letzten Tag kommen wir am Ziel an.
M. de Montaigne

Mors ultima linea rerum.

Sterben ist der Dinge letztes.
Horaz (Epist. I, 16, 79)

Non mortem timemus, *sed cogitationem mortis.*

Nicht den Tod fürchten wir, sondern die Vorstellung des Todes.
Seneca (Epist. 30, 15)

---

[1] *Maniluis, Astronomica, IV, 16.*

*Wenn Kranksein auch nichts Gutes ist, so ist doch eins gut daran:
Die Patienten werden dadurch frühzeitig auf den Tod vorbe-
reitet, weil ihnen nach und nach die volle Verfügung über das
Leben abgebaut wird.*   M. de Montaigne

Die Toten? *Sie sind uns lediglich ein Stück im Wege voraus.*
K.H.B. 8. September 1958

Auf diesem Wege lehrt uns die Natur, *daß sie uns in gleicher
Weise zum Sterben wie zum Leben geschaffen hat; sie zeigt
uns schon im Leben den Zustand der Ewigkeit, den sie nach der
irdischen Zeit für uns bereit hält, um uns daran zu gewöhnen und
uns die Furcht davor zu nehmen.*   M. de Montaigne

Voltaire

*Warst als Kritiker schal, und als Historiker treulos,
Kümmerlich als Poet, aber als Spötter ein Gott!*
August Graf von Platen (1796–1835)

Voltaire

*Habt ihr ihn noch so schwer verdammt,
Mit eurem Bannfluch ihn beladen:
Er war, wenn auch der Höll' entstammt,
Ein Teufel doch von Gottes Gnaden.*   *Paul Heyse (1830–1914)*

Voltaires Sterben

*Alles an ihm verriet Ruhe, Frieden und Entsagung, abgesehen
von der kleinen ärgerlichen Bewegung* gegen den Curé *von Saint-
Sulpice, als er ihn bat, sich zurückzuziehen, und zu ihm sagte:*
»Lassen Sie mich in Frieden sterben.«   *H. N. Brailsford (1948)*

*Den Tod fürchten die am wenigsten, deren Leben den meisten
Wert hat.*
I. Kant

Da die Menschen den Tod, das Elend *und die Unwissenheit
nicht heilen konnten, sind sie, um sich glücklich zu machen,
darauf verfallen,* nicht daran zu denken. *Blaise Pascal (1623–1651)*

*Beschließt er im Grabe den müden Lauf,
Noch am Grabe pflanzt er die* Hoffnung *auf.*
Friedrich von Schiller (Gedichte: Hoffnung)

Alle Weisheit dieser Welt trifft sich in der einen Lehre, den Tod
nicht *zu* fürchten.
M. de Montaigne

Ihr – der Natur *– Schauspiel ist immer neu, weil sie immer neue
Zuschauer schafft. Leben ist ihre schönste Erfindung und der*
Tod ist ihr Kunstgriff, viel Leben zu haben.
J. W. v. Goethe (Die Natur, ein Fragment)

Non omnis moriar.

Ich werde nicht gänzlich sterben.
Horaz (Od. III. 30, 6)

*Vielleicht ist, was wir Leben nennen, Tod, und unser Tod heißt
in der Tiefe Leben.*
Euripides

Ἀποτάφων τάφων.

Der Heimatlosen Heimat.
(Urneninschrift aus Rhodos, Inscr. Graec. XII, 1, 656)

Der Tod über die Menschen

Wie wundervoll sind diese Wesen,
Die was nicht deutbar, dennoch deuten,
Was nie geschrieben wurde, lesen,
Verworrenes beherrschend binden,
Und Wege noch im Ewig-Dunkeln finden.

Hugo v. Hofmannsthal (Der Tor und der Tod)

Das Wissen um das Sterbenmüssen *hat der Mensch aller Rassen, aller Völker und aller Zeiten beantwortet mit dem Glauben an das* Fortleben nach dem Tode.

K.H.B. 9. September 1958

Religion

1687: Ludwig XIV. wollte in Siam den französischen Handel Fuß fassen lassen und den König von Siam »zum wahren Glauben« bekehren lassen. Der König antwortete: Wenn die Vorsehung gewollt hätte, daß eine einzige Religion die Welt beherrsche, so wäre ihr nichts leichter gewesen, als diese Absicht zu verwirklichen. Da Gott jedoch eine Fülle von untereinander abweichenden Religionen geduldet habe, so müsse man daraus folgern, daß er vorzöge, von einer ungeheuren Menge von Kreaturen verherrlicht zu werden, von denen jede ihn auf ihre eigene Weise preise.   *P. Hazard (Der europäische Gedanke, 1939)*

Es hat wohl niemals eine rechtschaffene Seele gelebt, welche den Gedanken hätten ertragen können, daß mit dem Tode alles zu Ende sei und deren edle Gesinnung sich nicht zur Hoffnung der Zukunft erhoben hätte.   *I. Kant*

Alle jene Widersprüche, die mich am weitesten von der Religion *zu entfernen scheinen, haben mich am schnellsten zu der wirklichen gebracht.*   *Blaise Pascal (1623–1651)*

J. Newton über die Schöpfungsgeschichte

Bei Würdigung all dieser Dinge (ungeheuer starke Kräfte der Materie) will mir scheinen, daß Gott anfangs die Materie in Gestalt fester, massiver, harter, undurchdringlicher und beweglicher Partikel schuf, und zwar in solchen Größen und Formen und mit solchen Eigenschaften, wie es dem Zweck, zu dem Er sie schuf, am besten dienen, und daß diese Ur-Partikel als die festen Körper, die sie sind ... sich niemals verbrauchen oder in Stücke brechen, wie keine gewöhnliche Macht es vermag, das zu trennen, was Gott am ersten Tage der Schöpfung zusammengefügt hat.
Z. n. J. Robert Oppenheimer (1955).

*»*Religion und Naturwissenschaft*« –: Es ist der stetig fortgesetzte, nie erlahmende Kampf gegen Skeptizismus und gegen Dogmatismus, gegen Unglaube und gegen Aberglaube, den Religion und Naturwissenschaft gemeinsam führen, und das richtunggebende Losungswort in diesem Kampf lautet von je her und in alle Zukunft:* Hin zu Gott!
Max Planck (Vortrag, »gehalten im Baltikum«, Mai 1937)

Wenn in der Verfassung der Welt Ordnung und Schönheit hervorleuchten, so ist ein Gott. *Der Glaube an einen* Gott und eine andere Welt *ist mit meiner moralischen Gesinnung so verwebt, daß er mir niemals entrissen werden kann.* *Immanuel Kant*

Der Schöpfungsgedanke *hat aus ausschließlich naturwissenschaftlicher Sicht nur eine einzige Alternative:* den blanken Zufall *mit der* Konsequenz der zwangsläufigen Evolution[1].
K.H.B. 29. Januar 1972

---

[1] *Vgl. J. Monod: Le hasard et la necessité (Lit. v.).*

VI. Philosophie des tätigen Lebens

Tätig zu sein, ist des Menschen erste Bestimmung.

J. W. v. Goethe (Wilhelm Meisters Lehrjahre)

Am Anfang war die Tat. *J. W. v. Goethe (Faust I)*

Die Tat ist alles, nichts der Ruhm. *J. W. v. Goethe (Faust II, 4)*

Es gibt nichts Gutes,
außer: man tut es. *Erich Kästner (* 1899)*

Nach 1945: *Wir sind die Zwangsjacke des »Dritten Reiches« los.*
Wir sind befreit, aber noch nicht frei. *Hier helfen nur zwei
Mittel: Zeit und Arbeit. Zeit? Die Weltenuhr geht weiter ihren
Gang. Unser Zutun tut nicht not. Not tut – es ist die erste*
Forderung tätigen Lebens – *not tut Arbeit, nochmals Arbeit
und wieder Arbeit! Arbeit ist das einzige Mittel, neue Werte zu
schaffen und die Produktionskräfte zu vermehren. Jede Arbeit
ist gut, jede hat ihren Wert und jede hat ihren Sinn.*

(Rektorrede) 7. Januar 1946

*Was mir mein Gewissen unausweichlich gebietet, dafür ist kein
Richter Ersatzinstanz.* *K. H. B. 6. März 1971*

L'activité fait plus de fortunes que la prudence.
Tätigsein *erbringt* mehr Glücksgüter, als die Klugheit.

De Vauvenargues

Pour exécuter de grandes choses il faut vivre, comme si one ne devait jamais mourir.
Um große Dinge zu vollbringen, muß man leben, als ob man niemals sterben müßte.

De Vauvenargues

Pflicht

Pflicht! *Du erhabener, großer Name, der du nichts Beliebtes, was durch Einschmeichlung bei sich führt, in dir fassest, sondern Unterwerfung verlangst.*

Immanuel Kant

Die Pflicht gegen sich selbst *besteht darin, daß der Mensch die Würde des Menschen in seiner eigenen Person bewahre.*

Immanuel Kant

Pflicht *ist die* Notwendigkeit einer Handlung *aus Achtung für's Gesetz.*

Immanuel Kant

Die Bibel als Gesetzbuch der Pflichten

O Bibel, o geliebte Bibel, die Du in so vollkommen schöner Form, so farbig, so rührend den Menschen zugleich die Geschichte ihres Geschlechts darbietest und das Gesetzbuch ihrer Pflichten!

P. Hazard (1939)

Das moralische Gesetz *ist heilig. Der Mensch ist zwar unheilig genug, aber die Menschheit in seiner Person muß ihm heilig sein.*

Immanuel Kant

Die Mühsal, *sagt man, ist* des Ruhmes Vater.

Euripides

Nil sine magno vita labore dedit mortalibus.
Nichts *gab das Leben den Sterblichen* ohne große Mühe.

Horaz (serm. I 9, 59)

Εἷς ἐμοὶ μύριοι, ἐὰν ἄριστος ᾖ.
Einer gilt mir Zehntausend, wenn er ein Bester ist.   *Heraklit*

Labor omnia vicit improbus.
Unablässige Arbeit *besiegte alles.*

Vergil

Τῆς ἀρετῆς ἱδρῶτα θεοὶ προπάροιθεν ἔθηκαν.
Vor den Erfolg (die Tugend) setzten die Götter den Schweiß.

Hesiod (erg. 289)

Tapferkeit *ist gesetzmäßiger Mut, in dem, was Pflicht gebietet,*
selbst den Verlust des Lebens nicht zu scheuen.   *Immanuel Kant*

Wir sind nichts; was wir suchen, ist alles.

Friedrich Hölderlin (1770–1843)

Es ist ein Urtrieb des Wissenschaftlers, die Ganzheit des Uni-
versums in möglichst konsequenter Geschlossenheit zu erfassen
und auf möglichst einfache Formeln zu reduzieren.

H. Thielicke, damals Tübingen (Rundfunkgespräch 1954)

Freiheit *ist nicht Müßiggang, sondern Herrsein über Tun und*
Lassen.   *La Bruyère*

Die Arbeit *ist der Preis, für den man den* Ruhm *erkauft. Was
wenig kostet, ist wenig wert.*

Gracian

Nur auf dem Boden ganz harter Arbeit *bereitet sich normaler-
weise der* Einfall *vor.*

Max Weber (1919)

Es gibt kein größeres Einzelinteresse, *als die* allgemeinen In-
teressen *zu den eigenen zu machen.*

G. W. Leibniz

Der *kategorische Imperativ und die darauf gerichtete Erkenntnis aller Menschenpflichten als göttliches Gebot ist der praktische
Beweis vom Dasein Gottes.*

Immanuel Kant

*Alle Lebewesen, die wir kennen, haben ihren Instinkt, der sie
nicht täuscht. Auch der Mensch hat ihn ohne Zweifel, und dieser
Instinkt ist die Stimme des Gewissens, durch die Gott sich uns
zu erkennen gibt und zu uns spricht.*

J. J. Rousseau

Was sagt dein Gewissen? – *»Du sollst der werden, der du bist.«*

Friedrich Nietzsche

Οὔτοι συνέχθειν, ἀλλὰ συμφιλεῖν ἔφυν.
Nicht mitzuhassen, mitzulieben *bin ich da!*

Sophokles (Antigone 523)

Menschlichkeit *ist die erste Tugend.*

Vauvenargues

*Nichts ist für den Menschen als Menschen etwas wert, was er
nicht* mit Leidenschaft tun *kann.*   Max Weber (*1919*)

*Power? But power is nothing in itself. It is power to do good,
that is fine – that, and that only.*
Macht? Aber Macht *ist nichts von allein. Schön ist die Macht,
Gutes zu tun, und nur sie.*   Oscar Wilde (*An Ideal Husband*)

Verletze niemanden, sondern hilf allen, *so viel Du kannst: Dies
ist und bleibt der wahre reine Inhalt aller Moral.*

A. Schopenhauer (*Aphorismen zur Lebensweisheit*)

Wo Menschen helfen *können, soll man Gott nicht anrufen.*

K.H.B. *30. März 1971*

Was fruchtbar *ist, allein ist* wahr.   J. W. v. Goethe (*1829*)

Wo aber Gefahr ist, wächst das Rettende auch.

Friedrich Hölderlin (*Patmos*)

Die Geschichte von den drei kleinen Fröschen, die in ein Milchfaß gefallen sind:

*Der erste war ein Pessimist und sagte: Da komme ich nie wieder
heraus – und ertrank.*
*Der zweite war ein Optimist und sagte: Ach, da komme ich
schon wieder heraus – und tat nichts und ertrank.*
*Der dritte war ein Realist – und strampelte. Er sagte: Man kann
nie wissen,* aber strampeln muß man. *Nach einigen Stunden
spürte er etwas Festes unter seinen Füßen. Er hatte nämlich
Butter aus der Milch gestrampelt, und dann sprang er heraus.*

Nacherzählt von C. Fr. v. Weizsäcker (1969)

Für mich ist Adel *gleichbedeutend mit gespanntem Leben,* Leben, *das* immer in Bereitschaft *ist,* sich selbst zu übertreffen, *von dem, was es erreicht hat, fortzuschreiten, zu dem, was es sich als* Pflicht und Forderung *vorsetzt.*   *Ortega y Gasset*

Wer auf weite Entfernung ein Ziel treffen will, muß über's Ziel hinaushalten.   *K.H.B. 24. September 1960*

Nur die Erfahrung *beweist es: Was* wirklich *ist, muß* möglich sein.   *C. F. v. Weizsäcker*

Gott schuf die Berge, aber der Ebenen Antlitz *prägte der Mensch.*   *K.H.B. 25. März 1970*

Immer ist der Erfolg das Argument, *das alle Einwände schlägt. Doch muß man's Andern überlassen, davon zu sprechen.*   *K.H.B. 24. November 1970*

Erfolg hat auf die Dauer nur der Tüchtige.   *Clausewitz (Vom Kriege)*

Wen man nicht ausschalten kann, den soll man einschalten.   *K.H.B. 24. Februar 1964*

Ὁ μὴ δαρεὶς ἄνθρωπος οὐοὐ παιδεύεται.
Der Mensch, der nicht geschunden *wird, wird* nicht gebildet.   *Menander*

Handle immer, als sähe Deine Mutter Dir zu!   *K.H.B. 26. September 1942*

Ehret Euere Mütter, solange Ihr sie habt: Eine Mutter tröstet mehr als alle Philosophen.   *K.H.B. 7. Januar 1964*

It is not enough to know, what is good; you must be able to do it.
Es ist nicht genug zu wissen, was gut ist, *man muß auch fähig sein,* das Gute zu tun.   *Bernhard Shaw (Back to Methuselah)*

Für das Können *gibt es nur einen Beweis:* das Tun.
                                        Marie von Ebner-Eschenbach

Eine gute Tat *ist um so erfreulicher,* je schwerer *sie uns wird.*
                                        M. de Montaigne

Das Gesetz der öffentlichen Meinung *ist das Gravitations-gesetz der politischen Geschichte.*   *Ortega y Gasset*

Die Bajonette, *Sir, taugen zu allem, nur nicht zu einem: Sich* darauf *zu* setzen.   *Talleyrand zu Napoleon*

Μηδὲν ἄγαν.
Ne quid nimis.
Nichts im Übermaß.
(Inschrift am Apollotempel in Delphi)
                        Plato (Hippasch. 298 E) Terenz (Andria I, I 34)

Ἄνθρωπος φύσει ζῷον πολιτικόν.
Der Mensch *ist von Natur* ein politisches[1] Wesen.
                                        Aristoteles (Polit. I. I. 9)

---

[1] *Im heutigen Sinne: soziales Wesen.*

Das Glück *besucht jeden irgendeinmal, ob er es festhält, das ist*
die Frage.   K.H.B. 1. Mai 1958

Die Philosophen haben die Welt nur verschieden interpretiert;
es kommt darauf an, sie zu verändern.

Karl Marx (Thesen über Feuerbach)

Das Wort» Schwierigkeit« *muß gar nicht für einen Menschen von*
Geist als existent gedacht werden. Weg damit!

C. G. Lichtenberg (Aphorismen)

Impossible? Ne me dites jamais cette bête de mot.
Unmöglich? Sagen Sie mir dieses Biest von Wort.

Talleyrand (?)

Es ist nicht genug, zu wissen, *man muß auch* anwenden:
Es ist nicht genug, zu wollen, *man muß auch* tun.

J. W. v. Goethe (Maximen und Reflexionen 121)

Νόμος ὁ πάντων βασιλεύς.
Das Gesetz ist der König über alle.   *Pindar*

Die Lebenserwartung der Männer nimmt langsam aber stetig ab!
Was wunder: Wieviele – *auch intelligente – Männer* verwenden
die erste Hälfte ihres Lebens dazu, um die zweite *schon im*
voraus zu verkürzen!   K.H.B. 6. Februar 1972

Πόλεμος πάντων μὲν πατήρ ἐστι, πάντων δὲ βασιλεύς.
Der Krieg ist der Vater aller Dinge, aller Dinge König.

Heraklit

Handle so, daß die Maximen Deines Wirkens *jederzeit zugleich als Prinzip einer allgemeinen Gesetzgebung gelten können!*

Immanuel Kant

In der Wissenschaft kommt es bloß darauf an, ob der Gedanke, das Aperçu, *die Tat lebendig sei und fortzuleben vermöge.*

J. W. v. Goethe (zu Eckermann)

Τὸ καλῶς ἔχον που κρεῖττόν ἐστι καὶ νόμου.

Das Richtige steht wohl noch über dem Recht. *Menander*

Οὔτε ναῦν ἐξ ἑνὸς ἀγκυρίου οὔτε βίον ἐκ μιᾶς ἐλπίδος ἁρμοστέον.

Man darf das Schiff nicht an einen einzigen Anker und das Leben nicht an eine einzige Hoffnung binden. *Epiktet*

Γνῶθι σεαυτόν.

Erkenne dich selbst *(Inschrift am Apollotempel zu Delphi)*

Tu ne cede malis, sed contra audentior ito!
Weiche dem Unglück nicht; *noch kühner geh' ihm entgegen!*

Vergil (Aen VI, 95)

Sic vive cum hominibus, tamquam deus videat;
sic loquere cum deo, tamquam homines audiant.
Lebe *so mit den Menschen,* als ob Gott es sähe;
sprich *so* mit Gott, als ob die Menschen es hörten.

Seneca (Epist. 10, 5)

Πολλὰ τὰ δεινά, κοὐδὲν ἀνϑρώπου δεινότερον πέλει.
Viel Gewaltiges lebt, und nichts ist gewaltiger *als der Mensch*

Sophokles (Antigone 331)

Es ist überall nichts in der Welt, ja überhaupt auch außerhalb derselben zu denken möglich, was ohne Einschränkung für gut könnte befunden werden, als allein ein guter Wille.

Immanuel Kant

Der Grundzug meiner Lehre, *ist die gänzliche* Absonderung *des Willens von der Erkenntnis. Bei mir ist das Ewige und Unzerstörbare im Menschen nicht die Seele, sondern das Radikal der Seele und dieses ist der* Wille. *Die sogenannte Seele ist schon zusammengesetzt: Sie ist die Verbindung des Willens mit dem* νοῦς, *Intellekt.*

A. Schopenhauer

»Vollkommenheit« ist die Norm des Himmels, Vollkommenes wollen *die Norm des Menschen.*

J. W. v. Goethe (Maximen und Reflexionen)

Wer nicht *will, hat immer hundert Gründe; wer* wirklich *will, braucht nur den Imperativ der Pflicht.*   K.H.B. *12. Juli 1970*

Der Wille *ist* die einzige unerschöpfliche Kraft.

A. Schopenhauer (Aphorismen zur Lebensweisheit)

Was aber ist Deine Pflicht? Die Forderung des Tages!

B. v. Bülow (18. Januar 1907)

Cavete, juvenes!

Hütet Euch vor jedem, für den es nichts *gibt,* worüber er zu schweigen wüßte!   K.H.B. *2. Januar 1966*

Hütet Euch vor denen, deren Dankbarkeit *in dem Tage endigt, in dem* Dankbarkeit *keinen* Vorteil *mehr bietet!*

K.H.B. 2. Juli 1966

Hüte Dich vor dem, der sich von Dir durchschaut *fühlt! Sein Haß ist unversöhnlich.* K.H.B. 25. Dezember 1970

Hüte Dich vor Menschen, die schlagartig andere *sind, wenn die Umstände schlagartig sich ändern.* K.H.B. 2. Juli 1966

Hütet Euch vor jedem, der selbst von seiner Klugheit *redet!*

K.H.B. 2. Januar 1964

Hütet Euch vor denen, die ihren Ruhm *selbst* organisieren, *statt ihn auf sich zukommen zu lassen.* K.H.B. 10. Juni 1964

Hütet Euch vor denen, die sich »aufplustern«*! Was sich zu sehr aufbläht, platzt.* K.H.B. 2. April 1964

Hütet Euch vor denen, von denen der große französische Humanist Michel de Montaigne[1] *in seinen* »Essais« *(1580!) sagt:* »Ich habe auch die Abneigung gegen die aufdringliche und selbstsüchtige Arroganz *mancher Menschen, die* ganz von sich überzeugt *sind; diese Arroganz ist aber gerade der* Todfeind der Gedankenzucht und der Wahrheit.« K.H.B. 29. Februar 1972

---

[1] Fürst de Ligne über M. de Montaigne:
Montaigne schloß den ganzen antiken Stoizismus, auch dessen Stolz in sich. Überall sieht man Herz und Kopf. Er hat in sich die Welt erkannt. Er hat die Vergangenheit, die Gegenwart und Zukunft erkannt, ohne sich für einen großen Zauberer zu halten.

Was kündest Du für Feste mir? Sie lieb ich nicht;
Erholung reichet Müden jede Nacht genug.
Des echten Mannes wahre Feier ist die Tat.

J. W. v. Goethe (Prometheus / Pandora)

Die moderne Gesellschaft ist auf der Grundlage der Wissenschaft errichtet, ihr verdankt sie ihren Reichtum, ihre Macht und die Gewißheit, daß dem Menschen von morgen, so er will, noch viel größere Reichtümer und Möglichkeiten zur Verfügung stehen können.

J. Monod Paris

Fortschritte der Genetik und Zukunft der Menschheit

Fragen Sie mich nach dem größten Erlebnis meines Lebens, so ist es das Miterleben der Fortschritte der Vererbungslehre. Zunächst waren die Erbanlagen ein Postulat wissenschaftlicher Logik, dann Gegenstand ihrer gesetzmäßigen Verteilung von Vorfahren auf Nachkommen, weiterhin der Lokalisation und linearen Anordnung in den Kernschleifen der Zellkerne, ihrer Beeinflußbarkeit durch strahlende Energien und chemische Stoffe, bis schließlich in der Desoxyribonukleinsäure[1] die Erbsubstanz biochemisch und strukturell bis ins letzte geklärt und damit dank der Speicherung aller biologischen Informationen in der DNS der genetische Code nach Reihenfolge, Zahl und Art der »Erbeinheiten« lesbar geworden ist. Aber – wie immer: je größer ein Fortschritt, um so größer seine Risiken für die Zukunft der Menschheit.

K.H.B. 14. April 1972

---

[1] *Entdeckung 1953 durch J. D. Watson, F. H. C. Crick und M. H. F. Wilkins. Persönlicher Bericht 1968 durch Watson (s. Lit. v.)*

VII. Von der Zukunft

Der 79jährige Goethe über die Zukunft der Menschheit

Ich sehe die Zeit kommen, wo Gott keine Freude mehr an der Menschheit hat und er abermals alles zusammenschlagen muß zu einer verjüngten Schöpfung.
Ich bin gewiß, es ist alles danach angelegt, und es steht in der fernen Zukunft schon Zeit und Stunde fest, wann diese Verjüngungsepoche eintritt.

J. W. v. Goethe, 23. Oktober 1828 (z. Eckermann)

Die Zukunft/Allgemeines

Zu neuen Ufern lockt ein neuer Tag.

J. W. v. Goethe (Faust I, Nacht)

Was für die Gegenwart zu gut ist,
ist gut genug für die Zukunft.　　　*Marie von Ebner-Eschenbach*

Nichts schrumpft schneller als die Vergangenheit. Nur die Zukunft kommt groß und mächtig auf uns zu.

K.H.B. 16. Februar 1971

Neuer großer Fortschritt ist immer an den Wechsel der Generationen *gebunden.*　　　*K.H.B. 28. Februar 1962*

Biologisch über sich hinaus wirken kann der Einzelne in Wahrheit nur durch seine Kinder. Potentiell ist jeder Mensch mit jedem Kind Urahn eines kommenden Geschlechts.　　*K.H.B. 1924*

How often must I tell you, that we are made wise not by the recollections of our past but by the responsibilities of our future. Wie oft muß ich es sagen, daß wir nicht durch die Bewältigung unserer Vergangenheit weise werden, sondern durch die Verantwortungen für die Zukunft.   *Bernhard Shaw (Back to Methuselah)*

Wir sollten nie vergessen, daß die Gegenwart *allein real und allein gewiß ist; hingegen die* Zukunft *fast immer anders ausfällt, als wir denken.*   *A. Schopenhauer (Aphorismen)*

... Alles in allem sehen wir uns mehreren Entwicklungslinien, mehreren Ketten von Ereignissen gegenüber, die je ihren eigenen Gesetzen gehorchen. So fällt die Entscheidung über die weitere Existenz der Völker und der Menschheit schließlich in einem Wettlauf mit der Zeit. Ein Wettlauf kann verloren, aber auch gewonnen werden.   *W. Fucks (1967)*

Einen einzigen Schluß können wir unfehlbar aus einer Analyse der Unterschiede zwischen Mensch und Tier ziehen: Die Glocken, die der Menschheit läuten, gleichen nahezu ausnahmslos den Glocken des Almviehs; sie hängen an unserem eigenen Hals, und es ist unsere eigene Schuld, wenn sie nicht heiter und harmonisch klingen.   *P. B. Medawar*[1] *(Nobelpreis 1960)*

ERDENZEIT »KOSMISCH« *Setzt man die* Länge *eines* »kosmischen« Tages *dem wahrscheinlichen* Alter der Erde *(6 Milliarden irdische Tage) gleich und denkt sich die Weltenuhr im Zeitpunkt der Entstehung des Sonnensystems in Gang ge-*

---

[1] *International bekannt geworden durch seine chirurgisch hochbedeutsamen Immunitätsforschungen bei Organtransplantationen und durch sein Buch »Die Zukunft des Menschen« (!).*

setzt, dann ist o Uhr die Geburtsstunde der Erde. 22 kosmische Stunden mußten verfließen, bis das *erste Leben auf der Erde ... sich regen konnte; die Uhr zeigte* 23 h 59 m 15 s *beim Auftreten der ersten Säugetiere ...; der Übergang ... zum* homo sapiens *vollzog sich in den letzten Zehntelsekunden vor Mitternacht. Die* 2000 *Jahre christlich-abendländischer Kultur schrumpfen ... auf knapp* zwei Millisekunden *zusammen, und das* Leben des Menschen *zählt nur nach* Mikrosekunden.

Der Heidelberger Astronom H. Kienle (1970)

Ende der Welt

Alles verzehrt und verschlingt die Zeit *mit gierigem Rachen,*
alles erschüttert sie, nichts läßt sie für immer bestehen.
Flüsse versiegen, die Meere versanden und fliehen die Küsten,
Berge versinken, es wankt krachend der Fels und zerbricht.
Doch was red ich von Kleinem? Des Weltalls herrlicher Bau
wird einst in Feuer und Glut stehen und plötzlich vergehn.
Alles verfällt dem Tod: nicht Strafe, die ewige Ordnung
will es und wird in Staub einst auch zertreten die Welt.

Unbekannter römischer Dichter (Lateinische Anthologie[1])

Von der Zukunft der Chirurgie

Immer schon standen auch unter den Chirurgen Propheten auf und verkündeten, ein weiterer Fortschritt sei nun nicht mehr zu erwarten. *Nun, die Antwort hat schon der alte Compilator Plinius vorweggenommen:* Quam multa, priusquam facta sunt, fieri non posse judicantur! *Wie vieles ist, bevor es geschah, als unmöglich bezeichnet worden! Der nüchterne Pragmatiker — wird genau umgekehrt sagen: Die ganze Menschheitsgeschichte ist ein einziger Beweis für Heraklits* πάντα ῥεῖ: *Alles bleibt in Fluß. Auf lange Sicht: Alles läßt sich aufhalten, nur nicht der Fortschritt.*

K.H.B. 9. April 1958

---

[1] *Übersetzung von K. Preisendanz Heidelberg.*

Sauerbruchs Rück- und Ausblick nach dem 1. Weltkrieg – 1921

(Unsere) Erinnerung gilt dem 50jährigen Bestehen des Deutschen Reiches. *Die Entwicklung unserer* Gesellschaft *ist ... wie Ernst v. Bergmann zum 25jährigen Jubiläum 1896 sagt, »als Blüte an dem Baume der politischen Einheit Deutschlands gewachsen« ... (und jetzt?): Wo einst deutsches Recht galt, da herrscht schrankenloser Wille unserer Feinde.* Die Deutsche Gesellschaft für Chirurgie *steht aber wie eine stolze Erinnerung an die große verflossene Zeit* ungebrochen *da.*
(Wissenschaftlich): Die pathologische Physiologie *beeinflußt unser klinisches Denken. Andere Umstände ... kommen mehr als früher zur Geltung.* Vererbung, Konstitution, *funktionelle Momente werden Gegenstand eingehender Forschung ... Der Einfluß der* inneren Sekretion *auf alle Stoffwechsel- und Lebensvorgänge, auf Wachstum und Regeneration sind bemerkenswerte Feststellungen.*

F. Sauerbruch (Eröffnungsansprache beim 45. Chirurgen Kongreß, 20. 3. 1921)

Zukunftsbeurteilung vor 50 Jahren – 1922

Die Experimente *sind viel komplizierter, viel schwerer geworden. Die Natur zeigt sich viel komplizierter, als sie vor 50 Jahren erschien. Die Tatsachen der* inneren Sekretion *und der Abhängigkeit der Organe und ihrer Funktionen voneinander, der biologischen, serologischen Tatsachen haben etwas Betäubendes. Wir können nur einen Baustein nach dem anderen fügen, ohne daß wir wissen, wie das ganze Haus aussehen wird. In neuerer Zeit hat sich ein großer, mächtiger Gedanke herausgebildet: die Lehre von der* Konstitutionspathologie! *Gewiß, es steckt etwas Richtiges in dieser Auffassung, für den Chirurgen jedoch steht das lokalistische Prinzip vorläufig noch unerschüttert da. Aber wenn auch der Höhenflug unseres Volkes zu jähem Absturz geführt hat, das Streben zur Höhe darf damit nicht untergehen. Und wenn* dereinst *das* Fest des 100jährigen

Bestandes *der Deutschen Gesellschaft für Chirurgie gefeiert wird, dann wird das deutsche Volk wieder frei sein von seinen fremdländischen Fesseln, dann wird man von den vor uns liegenden 50 Jahren rühmen können, auch sie waren trotz aller Not und Pein eine Zeit stärkster geistiger Erhebung und Entwicklung.*

Der Vorsitzende des Jahres 1922 O. Hildebrand (Berlin, 19.April 1922)

Treffend hat Lavelle sie charakterisiert, diese Welt des Explosionsmotors, der Technik überhaupt und des Verkehrs.
Le monde moderne est un monde d'ou la securité s'est retiré.
Die moderne Welt ist eine Welt, aus der die Sicherheit sich zurückgezogen hat. Die Zeit wird fortgesetzt traumatischer und der Chirurg immer weniger entbehrlich.   K.H.B. 9. April 1958

Die Chirurgen als Nutznießer großer naturwissenschaftlicher Entdeckungen

Weltkriegserfahrungen: *»Gegen den* Wundstarrkrampf *besaßen wir in dem von Behring entdeckten* Tetanusantitoxin *ein kostbares Mittel, welches den Ausbruch der Krankheit fast völlig verhinderte.* Röntgens Entdeckung *ließ uns den Zustand der Knochenverletzungen sowie den Sitz steckengebliebener Fremdkörper erkennen. Den Arbeiten Robert Kochs verdanken wir die Verhinderung der* Wundinfektionskrankheiten. *So sind es die drei deutschen Gelehrten: Behring, Röntgen, Koch – von denen keiner ein Fachchirurg*[1] *war – denen wir die größten Erfolge der Kriegschirurgie verdanken.*

Werner Körte in seiner Eröffnungsrede des 50.Kongresses (7.April 1926)

Besorgte Frage – 1969!

Lassen sich die Chirurgen mit ihren technischen Möglichkeiten zu Handlangern hinreißen, die mit den Geboten der ärztlichen Ethik nicht in Einklang zu bringen sind?

K. Vossschulte (Eröffnungsansprache Chirurgen-Kongreß 1969)

---

[1] *Sperrdruck durch den Verfasser.*

Je mehr »machbar« ist, desto mehr wird unser Gewissen strapaziert.

K.H.B. 6. März 1971

Perspektiven der Organtransplantation

Unglücklicherweise sind die gegenwärtig verfügbaren Immunsuppressiva äußerst giftig und müssen in beinahe tödlichen Dosen verabreicht werden, um die Immunreaktion zu verhindern ... aber die Zeit wird kommen, daß die Chemotherapie über Substanzen verfügt, welche die Bildung von Antikörpern selektiv unterdrücken. Die Gewebsimkompatibilität wird dann endgültig überwunden sein, und der Weg ist frei zur Chirurgie der Zukunft.

Der russische Transplantationschirurg R. Petrow 1971

Zukunft/Herzüberpflanzung

(Sieht man) von der Todeszeitbestimmung beim Spender und der Transplantatgewinnung ab, dann lautet das Résumé der besorgten Stimmen: Wir wissen über die Immunreaktion und ihre Bekämpfung zu wenig, die Mortalität ist zu hoch, es ist früh.

K. Vossschulte-Gießen in seiner Eröffnungsansprache
auf dem Chir. Kongreß 9. April 1969

Biomedizinische Technik

... ein interdisziplinärer Fachbereich, in welchem Mediziner und Biologen mit exakten Naturwissenschaftlern und Ingenieuren zusammenarbeiten, um zu optimalen Lösungen primär biologischer und medizinischer Fragestellungen zu gelangen... wie bei der Biokybernetik den Körper als eine sehr komplizierte Kombination einer Vielzahl maschinenähnlicher Systeme, die alle nach analogen Prinzipien arbeiten, wie die vom Menschen geschaffenen kybernetischen Maschinen, die sich selbst automatisch regeln und steuern. Grundprinzipien Rückkoppelung, Stabilität und Regulation. Beispiele: Testung von Diagnosen, »die auf Grund von

Symptomen beim Patienten gestellt werden«, Erprobung von Therapieplänen am Modell, »bevor man sie tatsächlich beim Patienten anwendet«.

J. G. Truxal und L. Braun (Polytechnic Inst. Brooklyn) 1971

Biotechnik und Chirurgie – künstliche Organe?

Es gab drei Motive, die Biotechnik in einen Chirurgenkongreß einzubeziehen: Einmal, die Bedeutung der biomedizinischen Technik deutlich zu machen. Das zweite Motiv war, vielleicht gewisse Illusionen zu zerstören, die sich in bezug auf ein implantierbares künstliches Herz immer wieder bemerkbar machen. Das dritte Motiv: Die deutsche Chirurgie hält heute und in mancher Hinsicht sogar sehr ausgesprochen mit dem internationalen Standard jeden Vergleich aus.

A. Gütgemann als Präsident der 88.Tagung 1971

Farbiger als in Worten allein spiegelt sich das Bild *unserer* deutschen Chirurgie *in den Gestalten unserer* Führer *wider. Wir alle wissen es: Männer sind es, welche die Geschichte machen – große Persönlichkeiten waren es auch, die die* deutsche Chirurgie-Geschichte *schufen.*

V. Schmieden (Eröffnungsrede, Chirurgen-Kongreß 1931)

Was wir auch wirken und werken, wird Werkzeug unserer Nachfolger.

K.H.B. 5. Juni 1960

Und die Anti-Krebs-Zukunft?

Krebsentstehung – biogenetisch

Der Grundgedanke der Mutationstheorie der Geschwulstentstehung *geht dahin, daß* mutierte Gene (somatischer Zellen) *als die letzten* stofflichen Träger der Geschwulsteigenschaften *anzusehen sind... Eine solche Theorie erklärt mit der stets plötzlichen Änderung von Genen bei Mutationen die* innere Wesensänderung *der Körperzelle bei ihrem* Übergang *in eine Geschwulstzelle… Die Theorie erklärt ferner die erstmalige Entstehung aus einer ersten* Urtumorzelle, *die* Übertragung *ihrer neuen Eigenschaften* auf die Zellnachkommen, *die Mischung aus normalen und pathologischen Eigenschaften und die Tatsache, daß eine Tumorzelle sich niemals mehr in eine normale Zelle zurückverwandelt. Diese fehlende Umkehrbarkeit der Entstehung findet in der* Irreversibilität *des Mutationsvorganges seine natürliche Erklärung.*

K.H.B. 11.April 1928 (Chirurgenkongreß)

Die Ausgangssituation

Für den Kliniker ist die Bilanz aller Bilanzen die Heilzifferbilanz. *Unbestreitbar: Die Heilziffern steigen. Es bleibt aber die harte Wirklichkeit: Wir erzielen im* Stadium I *wohl* 55% *Fünfjahresheilung,* alle Stadien *und* alle Formen *zusammengenommen aber* nur 35%. 65% *bleiben auf die Dauer ungeheilt, das sind zwei Drittel. Das bedeutet, die Prozentzahlen umgerechnet in die absoluten Zahlen: Von den heute über 60 Millionen Einwohnern der Bundesrepublik werden zwar 6 Millionen vom Krebs geheilt werden, aber wenigstens 12 Millionen werden dem Krebs erliegen. Es ist klar: Wir müssen durch diesen Bilanz-Schock hindurch, wenn wir – über die konventionelle Krebsbekämpfung hinaus – zu neuen Ufern gelangen wollen.*

K.H.B. (Chir. Kongreß 1971)

Krebsverursachung – summarisch

Alle chemischen und physikalischen Schädigungen zusammengenommen, ergeben bis heute an die 600 bekanntgewordene mögliche Krebsschäden. Weitaus die meisten sind, gleichviel ob Teer, Ruß, Pech, Auspuffgase, ob Röntgenstrahlen oder radioaktive Spaltprodukte, Eigen-, Neben- oder Abfallprodukte der modernen Technik, alles zugleich Noxen, für die der Mensch weder Schutzinstinkte noch Abwehrreaktionen besitzt.

»Altersfaktor«? *Krebs ist keine Alterskrankheit, das Alter hat lediglich die Funktion der für den Summationseffekt krebserzeugender Noxen erforderlichen Zeit. Das »Alter« selbst erzeugt nicht den Krebs, aber er ermöglicht, ja begünstigt ihn.*

K.H.B. 15.April 1971

Krebsverhütung und Vortestung neuer Stoffe auf Carcinogenität

Wir müssen neue Wege gehen, vor allem durch Krebsverhütung *auf dem Umwege über die Sanierung unserer denaturierten Umwelt. Es geht – überspitzt ausgedrückt – um die* Ent-benzpyrenisierung *von Luft, Wasser, Lebensmitteln, Medikamenten usw. Wir müssen ferner in Zukunft unter den neu synthetisierten chemischen Stoffen potentiell* krebserzeugende Substanzen schon entdecken *und ausschalten,* bevor *sie in die* Biosphäre *des Menschen zu gelangen vermögen (nach der Erfahrung): Alles, was chemisch und physikalisch in Keimzellen Mutationen auslöst, ist immer suspekt darauf, in Körperzellen Krebs zu erzeugen. Die Mutagenitätsteste an Pilzen und Einzellern sind hier ebenso schnelle wie einfache Vorteste auf Carcinogenität*[1].

K.H.B. 15.April 1971 (Chirurgenkongreß)

Zukunftshoffnung: molekulare Biologie

In der Krebsforschung der Zukunft liegen die größten Möglichkeiten in der molekularen Genetik. *Stellt man sich im Sinne der Mutationstheorie die exogen ausgelöste Cancerisierung vor als* »specific injury to the genome of a cell causing *a false genetic* code«, *wie es Huggins vor 2 Jahren in Heidelberg ausdrückte, so erscheint es eben heute weitgehend sicher, daß der in der Desoxyribonukleinsäure niedergelegte* Code *zu entziffern sein wird.*

---

[1] *Die langjährigen, grundlegenden Vorarbeiten auf diesem Gebiet stammen aus dem Forstbotanischen Institut der Universität Freiburg von Prof. Dr. H. Marquardt. Hier wurden und werden Versuche als »Routineprüfungen« auf die Mutagenität von Umwelt-Chemikalien durchgeführt.*

Dann wird wohl auch der Tag kommen, an dem die Chiffre
*»*Krebs*« als Mutation somatischer Zellen im Bereich eines
Regulator- oder Operator-Gens für uns lesbar geworden sein
wird. Wann und Wo? Wir wissen es nicht! Wir wissen es noch
nicht! Aber wir werden es wissen.*

K.H.B. 26. September 1967 (2. Heidelberger Krebssymposion)

»Futurologie«

Der Schöpfer des Terminus »Futurologie« gibt »Antwort auf die Herausforderung
der Zukunft«

*Die Zukunft gewinnt neue Bedeutung, da sie uns »*Erlösung*«
oder* Vernichtung *zu bringen verspricht ... Wie R. Jungk
(»Die Zukunft hat schon begonnen!) deutlich sah, war seit 1945
unsere Gesellschaft und Kultur in eine neue Phase dynamischer
Entwicklung (»drittes Entwicklungsstadium«) eingetreten: Der
erste Zeitabschnitt ging 1914 zu Ende, der zweite 1945 mit der
Explosion der ersten* Atombombe. *Der Terminus* Futurologie
läßt die Frage, ob wir es mit einer neuen Wissenschaft *zu tun
haben, bewußt* offen. *Der Weg ins neue Jahrtausend wird sicherlich auch durch den »Wettkampf der Planungen in Ost und West«
markiert sein. Die Futurologie hat zwei weitere Aspekte: den
der Vorhersage des Ungeplanten und den der Ideologiekritik!
... Die Futurologie ist insofern objektive Wissenschaft, als sie
niemals dem wissenschaftlichen Prinzip oder Postulat der Wahr-
haftigkeit, Universalität und Objektivität zuwiderhandeln wird.*

Der Begründer der Futurologie O. K. Flechtheim, jetzt Berlin 1969

Sind menschliche Erbeigenschaften »manipulierbar«?

*Neues genetisches Wissen wird es uns ermöglichen, an den mensch-
lichen Erbeigenschaften zu basteln und Gene so zu manipulieren,
daß* vollständig neue Versionen des Menschen *entstehen.
Durch das sogenannte »Klon-Verfahren« wird der Mensch sogar*

in der Lage sein – exakte Duplikate *von sich herzustellen.
Dazu wird aus dem Kern einer ausgewachsenen Zelle ein neuer
Organismus gezüchtet, der die genetischen Eigenschaften des
Menschen hat, dem der Zellkern entnommen wurde ... Das Klon-
Verfahren könnte aber auch Komplikationen mit sich bringen.
Die Vorstellung etwa, daß Einstein der Nachwelt Duplikate von
sich hinterlassen, hat durchaus einen gewissen Reiz. Im Falle
Adolf Hitlers sähe das anders aus.*

Der amerikanische »Gesellschafts-Futurologe« A. Toffler 1970

Antwort der molekularen Genetik

*Non seulement la génétique moléculare moderne ne nous propose
aucun moyen d'agir sur le patrimoine héréditaire pour l'enrichir de
traits nouveaux, pour créer un »surhomme« génétique, mais elle
révèle la vanité d'un tel espoir: l'échelle microscopique du génome
interdit pour l'instant et sans doute à jamains de telles mani-
pulations.*

*Die moderne Molekulargenetik stellt kein Mittel zur Verfügung,
mit dem wir auf das* Erbgut *einwirken könnten,* um es *mit neuen*
Qualitäten anzureichern *und einen genetischen* »Übermenschen«
*zu schaffen; sie zeigt im Gegenteil, wie eitel eine derartige
Hoffnung ist. Der mikroskopische Maßstab des Genoms verbietet
vorerst und ohne Zweifel auch in aller Zukunft solche Manipu-
lationen.*

Jacques Monod, 1970 (Nobelpreis 1965)

Der Weg von urzeitlichen Molekülen

*Viel Arbeit ist geleistet worden, um die Transformation von den
urzeitlichen zu den primitiven Molekülen aufzuzeigen; aber es
ist noch ein weiter Weg bis zu den Makromolekülen, die notwendige Bestandteile der heute lebenden Organismen sind.*

Nobelpreisträger Melvin Calvin (Berkeley/Calif. 1971)

Vom Menschen gelenkte Evolution des Menschen?

Eine Herausforderung von größter Tragweite ist die geplante genetische Verbesserung des Menschen. Glücklicherweise steht dies heute noch nicht in unserer Macht.

Der Biologe R. L. Sinsheimer (Pasadena/Calif. 1971)

»Verlängerung des aktiven Lebens?«

Ein unbegrenzter Aufschub des Alterns ist zwar vorstellbar, aber sehr unwahrscheinlich. Eine Reihe von Verfallserscheinungen werden bestimmt trotzdem eintreten. Bei einem wirklich unendlichen Aufschub, den einige Futurologen enthusiastisch, aber etwas voreilig voraussagen, kämen in der Bevölkerung nur noch zufällige oder absichtlich herbeigeführte Todesfälle vor, und die demographischen Folgen würden sich radikal von den Folgen eines begrenzten Anwachsens der Langlebigkeit unterscheiden.

Der Londoner Alterswissenschaftler Alex Comfort (1971)

Roboter?

Die Forschungen, die gegenwärtig betrieben werden, versprechen in nicht allzu ferner Zukunft die Entwicklung *hochgezüchteter,* praktisch einsetzbarer kybernetischer Maschinen, *die Aufgaben menschenähnlich ausführen können. Ich prophezeie, daß in 5 oder 10 Jahren der Mensch selbst nur noch sehr wenige, unangenehme Arbeiten verrichten muß.*   R. S. Masher (Shenectady/USA 1971)

Futurologie als Aufgabe

Der Futurologie geht es um Zukunftsforschung, -bewältigung *und -bewertung. Sie appelliert an alle Menschen guten Willens und klaren Verstandes als* Teil einer Dritten Kraft *jenseits von* Kapitalismus und Kommunismus. *Mag sie dazu beitragen, daß sich immer mehr kritische Geister in der Vision einer neuen Welt zusammenschließen, in »die am schwersten zu vereinbarenden Elemente menschlichen Handelns miteinander verbunden sind, in Güte ohne Nachsicht, Mut ohne Fanatismus, Intelligenz ohne Verzweiflung und Hoffnung ohne Verblendung«.*

O. K. Flechtheim (Berlin)

Man mag noch soviel vorausberechnen, Kurven extrapolieren, Großcomputer einsetzen; einen Hitler konnte man weder vorausahnen noch voraus berechnen. Ein Dämon ist nicht prognostizierbar.

K.H.B. 26. Februar 1972

Max Born und Albert Einstein über Vorhersagen statistischer Berechnungen

M. Born: Another metaphysical principle in incorporated in the notion of probability. It is the belief that the predictions of statistical calculations are more than exercise of the brain, that they can be trusted in the real world.
Ein anderes metaphysisches Prinzip ist im Begriff der Wahrscheinlichkeit enthalten. Es ist der Glaube, daß die Vorhersagen statistischer Berechnungen mehr sind als Hirngymnastik, daß man ihnen in der realen Welt vertrauen kann.
Dazu Albert Einstein: »Dem stimme ich selbstverständlich bei.«

Albert Einstein/Max Born, Briefwechsel 1916–1955[1]

---

[1] *Der Briefwechsel Einstein/Born darf, wie Heisenberg in seinem Vorwort ausführt »nicht nur als ein höchst wertvolles Dokument zur Geschichte der modernen Naturwissenschaft« bezüglich der »menschlichen Haltung« der beiden großen Naturforscher (171 Briefe!) gelten, das Buch dokumentiert außerdem in einzigartiger Weise auf dem Schutzumschlag durch ein Gruppenbild vom 5. »Conseil de Physique« im »Institut international de Physique Solvay« in Brüssel (23.–29. Okt. 1927) eine Versammlung der Weltelite der Physik der damaligen Zeit. Auf einem Bild: Einstein, Niels Bohr, Max Born, E. Schrödinger, W. Heisenberg, W. Pauli, Max Planck, Madame Curie, H. A. Lorentz u.v.a.*

Zukunftsvorhersagen berühmter Wissenschaftler

Zukunft – Chance der Einwirkungsmöglichkeit

Die in der speziellen Relativitätstheorie aufgedeckte Struktur von Raum und Zeit kann etwa folgendermaßen kurz beschrieben werden: Wir können unter dem Wort »Vergangenheit« alle jene Ereignisse zusammenfassen, von denen wir, wenigstens prinzipiell, etwas erfahren können, unter dem Wort »Zukunft« alle jene anderen Ereignisse, auf die wir, wenigstens grundsätzlich, noch einwirken können.

Nobelpreisträger Werner Heisenberg (25. April 1958)

Eine »informierte Gesellschaft« als Voraussetzung geordneten Fortschritts

In Zukunft werden die Menschen nicht nur über mehr materielle Güter und mehr Energie verfügen, sondern auch über sehr viel mehr Information. Der Besitz an Wissen wird mit unvorstellbarer Geschwindigkeit vergrößert werden, Informationen über Ereignisse an entfernten Orten werden durch Telegrafie, Fernsprecher und Fernsehen überallhin transportiert werden, diese werden in Computern miteinander verknüpft und auf ihre Wirkung analysiert, das gesamte Wissen wird in riesigen, allen Menschen zugänglichen Informationsbanken gespeichert sein.

Der bekannte Karlsruher Informationstechniker K. Steinbuch (1971)

»Genetische Planung des Menschen?«

Wenn wir weiter planen, dann für die nächsten 50 Jahre; das ist, gemessen an der Evolution der Gattung Homo, die wir mit rund 600000 Jahren ansetzen können, eine verschwindend geringe Zeitspanne. So wenig sich im einzelnen voraussagen läßt, was in 50 Jahren sein wird, das eine ist sicher: In diesem Zeitraum wird sich der Mensch weder in seiner biologisch-naturwissenschaftlichen Beschaffenheit noch in seinen geistig-seelischen Eigenschaften ändern.

Der Münchner Zoologe und Genetiker Hansjochen Autrum (1971)

So wenig wie möglich ändern!

Warum soll es falsch sein, den Umsturz alles Bestehenden zu fordern, wenn hinterher doch eine Revolution stattfindet? Antwort: Weil man dabei in Gefahr geriete, kritiklos auch dort ändern zu wollen, wo die Naturgesetze für alle Zeiten eine Änderung unmöglich machen. Nur wer sich bemüht, so wenig wie möglich zu ändern, *kann Erfolg haben, weil er dadurch den Sachzwang sichtbar macht; und die kleinen Änderungen, die er schließlich als absolut notwendig erweist, erzwingen dann vielleicht im Laufe der Jahre oder Jahrzehnte eine Änderung in der Struktur des Denkens, also eine Verschiebung in den Fundamenten.*

Werner Heisenberg (1971)

Weitere Zunahme des menschlichen Gehirns?

Seit der Steinzeit hat sich die Kapazität des menschlichen Gehirns um etwa 100 Millionen Nervenzellen vergrößert. Das Wachstum seit der prähistorischen Zeit ist etwa einer Milliarde Transistoren äquivalent. Daher ist es durchaus wahrscheinlich, daß sich auch in geschichtlichen Zeiträumen die biologische Weiterentwicklung des menschlichen Gehirnes auswirkt. Das Wachstum gerade dieses Bereiches (basaler Neocortex[1]) ist für das Schicksal der Menschheit von größter Bedeutung.

Der Informationstechniker K. Küpfmüller (Darmstadt 1968)

»Chemische Baupläne des Lebendigen«

Die Allgemeinheit hat noch nicht erfaßt, welche umwälzenden Erkenntnisse sich in den biologischen Wissenschaften anbahnen, von denen unser Leben in Zunkunft stärkstens beeinflußt werden

---

[1] *K. stützt sich auf Untersuchungen des bekannten Hirnanatomen H. Spatz 1961 (s. Lit.)*

könnte. Die Folgen des zunehmend möglichen Eingriffs in die natürliche Ordnung der chemischen Prozesse in den lebenden Zellen *sind nicht abzusehen. In dieser Situation bleibt uns nur die Hoffnung, daß die menschliche Gesellschaft bald die Wege findet und auch beschreitet, um die zunehmende Berherrschung der Natur als Folge naturwissenschaftlichen und technischen Fortschritts, frei von Vorurteilen und Angst, ausschließlich zum Wohle der Menschheit einzusetzen.*

Der Münchner Nobelpreisträger F. Lynen (1971)

Ausbeutung der Ozeane?

Die Energietechnik mit allen ihr zugehörigen Möglichkeiten wird es sein, die dem Menschen die Erforschung und Ausbeutung des Ozeans *ermöglicht. Kerngetriebene Fahrzeuge zur Erforschung der Tiefsee sind bereits im Bau. Gegen das Jahr 2000 werden die Menschen vielleicht dem Ozean Ernten entnehmen und dessen Bodenschätze abbauen. Gewiß wird es sogar möglich sein, längere Zeit auf dem Meeresgrund sich aufzuhalten.*

Der Chemiker und Nobelpreisträger G. T. Seaborg (1971)

Auswirkungen der Raumfahrt

Es gibt ein böses Wort, daß der Krieg der Vater aller Dinge sei. In der Technik und in der Wissenschaft ist es ganz ohne Zweifel so gewesen, daß die Wissenschaft und die Technik ihre schnellsten und radikalsten Entwicklungen immer dann genommen haben, wenn Not am Mann war. Die Waffenentwicklung hat heute einen Stand erreicht, bei dem die Menschheit sich praktisch selbst ausrotten kann. Es ist daher nicht sehr sinnvoll, überhaupt daran zu denken, den zur Verfügung stehenden Mechanismus der Selbstzerstörung *noch weiter zu vervollkommnen. Das System ist schon so* perfekt, *wie es nur sein kann.*

Der berühmte Raketenbauer und Weltraumforscher Wernher v. Braun (1971)

Die Ernährung der Menschheit und die Chemie

Für den Chemiker ist es verhältnismäßig leicht, die Aufgaben zu erkennen, welche seiner Disziplin in der Zukunft gestellt werden, und auch Wege zu ihrer Lösung aufzuzeigen. Die behandelten Beispiele für die Sicherstellung *und* Verbesserung *der Er-*nährung der Menschheit *sind nichts Sensationelles, aber sie sind auch nichts Selbstverständliches. Es bedarf des erfolgreichen Zusammenwirkens vieler Kräfte von der Chemie und der Technik über die* Landwirtschaft *bis in den Bereich der Staatskunst, um eine bessere Zukunft für alle Menschen auf dieser Erde zu ge-stalten.*

Der BASF-Chef Bernhard Timm (1971)

Der Aufbruch in den Kosmos

Im ganzen ist erst ein Jahrzehnt seit dem Tage des ersten Fluges eines Menschen in den Kosmos vergangen. Aber in diesem Zeit-raum, der winzig klein ist im Vergleich mit der Geschichte der Zivilisation, fand die Menschheit Hände, *die sie* Millionen von Kilometern *aus ihrer Wiege* hinausstrecken *kann, und rasch lernte sie, mit diesen Händen zu arbeiten. Sie gewann* neue Augen, *die das zu sehen vermögen, was viele Jahrhunderte dem Menschen verhüllt war. Sie gewann eine* neue Idee, *geeignet, die Gedanken aller Menschen der Erde zu einen.*

Der Weltraumforscher Georgij Iwanowitsch Petrow (1971)

Maßstäbe aus dem Weltraum

Das Sonnenlicht braucht $8^1/_2$ *Minuten für die 150 Millionen km bis zur Erde. Wir sehen also die Sonne, wie sie vor* $8^1/_2$ *Minuten war. Den extragalaktischen Nebel in der Andromeda erkennen wir an dem Licht, das er vor 2 Millionen Jahren ausstrahlte. Das Licht von einigen der entferntesten Galaxien ist sei mehreren tausend Millionen Jahren durch den Weltraum herangereist. Wir sehen die Galaxien, wie sie zu jener fernen Zeit waren.*

Der Astrophysiker B. Lovell (1971)

Unser Wissen vom Kosmos

Bei den folgenden Zahlen stockt einem der Atem: Es gibt 10000 Millionen Galaxien *im Kosmos mit je 100000 Millionen Sternen, die wir heute im Weltraum beobachten können, wir haben eine Milliarde Billionen* Sterne *in unserem Gesichtsfeld. Von dieser Materie werden in jeder Sekunde wenigstens 4000 Billionen Tonnen als* Kernbrennstoff *für Temperatur und Licht der Sterne in Energie umgesetzt.*

B. Lovell (1971)

Das Atom und die menschliche Gesellschaft

Im Kosmos besteht eine Kraft, die den Atomkern zusammenhält. Sie ist stärker als jede andere Kraft, die man in der Natur findet, und diese kosmische Kraft *ist heute in unsere Hand gegeben. Vielleicht wird, wenn wir sie zum besten der Menschheit einsetzen, eine Kraft daraus entstehen, welche die Menschen zu einer universalen Menschheit zusammenschließt, indem sie die wirksame Verbindung herstellt zwischen unserem Wollen als Menschen und den physikalischen Kräften, die zu beherrschen wir gelernt haben. Wenn wir so weit sind, dann liegt eine wirkliche Zukunft vor uns*

Der Entdecker mehrerer Transurane und Mitentdecker des Plutoniums
Gl. Seaborg, Berkeley (1971) (Nobelpreisträger)

Die große Zukunftssorge aus der Sicht eines Astronomen

Der Weg des Menschen vom ersten Bewußtwerden seiner selbst bis zu der heute erlangten Stufe der Erkenntnis seiner Stellung im Kosmos ist ein Triumph des Verstandes. An den Rändern dieses Weges aber liegen die Trümmer der immer wieder gescheiterten Versuche, verbindliche Normen für das menschliche Verhalten aufzufinden, die ein glücklich-friedliches Zusammenleben aller Menschen auf dieser Erde ermöglichen. Vernunft allein scheint dazu nicht auszureichen; die Welt der Gefühle, aus der wesent-

liche Impulse für unser Handeln kommen, unterliegt nicht der Lenkung durch den Verstand. So stehen wir denn in ehrfürchtiger Bewunderung vor den intellektuellen Leistungen des menschlichen Geistes und zittern zugleich in Furcht vor der Gewalt der alles zerstörenden Kräfte, deren Entfesselung in die Hände einer ethisch noch unterentwickelten Menschheit gelegt ist.

Der Heidelberger Astronom Hans Kienle (1967)

Rechtsphilosophie/Zukunftsaspekt

Brecht formuliert den von ihm sogenannten »wissenschaftlichen Wertrelativismus«, indem er die These aufstellt, daß »letzte, höchste, absolute Werte oder Wertmaßstäbe ... nicht durch Wissenschaft ›bewiesen‹ werden können«, sondern nur von menschlichem Geist oder Willen »gewählt« oder »durch Glauben, Intuition oder Instinkt ›erfaßt‹ (›begriffen‹)« werden können.

Der Rechtsphilosoph Karl Engisch (1971)
(»Auf der Suche nach Gerechtigkeit«)

Wertrelativismus – ärztlich gesehen

Wo bei Werturteilen – Beispiele: Schwangerschaftsunterbrechung! Herztransplantation! – wegen »Nicht-beweisbarkeit« das Er-Kennen nicht zum Ziele führen kann, hilft nur das Be-Kennen zu dem als wahr Empfundenen weiter.

K. H. B. 26. März 1972

Wertrelativismus als rechtsphilosophischer Ausblick

Viktor Kraft sagt schlicht: »Eine unbedingte Allgemeingültigkeit von Wertungen ... gibt es nicht.« Um eine solche Erkenntnis ist wohl nicht herumzukommen. Wir dürfen die »Wahrheit« nicht nach unseren Sehnsüchten und Glaubenspostulaten ausrichten, sondern müssen sie, auch wenn sie bitter schmeckt, hinnehmen. »Das verlangt die Ehrlichkeit und der Ernst einer wissenschaftlichen Einsicht gegenüber Wünschen und Illusionen.« Darum: Soweit der Wertrelativismus wissenschaftlich und insbesondere rechtsphilosophisch gesehen »Wahrheit« ist, womöglich schreck-

liche Wahrheit, müssen wir den Anblick dieses Gorgonenhauptes ertragen!
Karl Engisch (1971)

Ist die Wissenschaft eine Religion unserer Zeit?

Hinter den Werken der Technik steht so etwas wie ein Glaube. Dieser Glaube ist weitgehend formuliert in der Wissenschaft. In einem erweiterten, säkularisierten Sinne des Wortes möchte ich sagen, daß zwar nicht die Wissenschaft selbst, aber die Rolle, die die Wissenschaft in den Geistern der Menschen ringsum heute spielt, nur verglichen werden kann mit der Rolle, die einst die Religion gespielt hat und die an manchen Stellen die Religion auch heute spielt. In diesem übertragenen Sinne des Wortes Religion könnte man sagen, die Wissenschaft sie die einzige universale Religion unserer Zeit. Andererseits ist die Wissenschaft in einem strengeren Sinne des Wortes überhaupt keine Religion und kann nie eine Religion werden. Eben diese Spannung scheint mir charakteristisch für die heutige Lage der Wissenschaft gegenüber dem Denken der Menschen im Breiten.
Der Physiker und Philosoph C. Fr. v. Weizsäcker (Hamburg 1971)

Der Historiker

Eine Vergangenheit wird immer nur durch die Arbeit für die Zukunft »bewältigt«, im Grunde bekommt das Vergangene nur durch das Zukünftige seinen Sinn. Nichts ist unabänderlich. Kein Mensch und kein Volk ist verloren, solange noch Leben in ihnen ist. Unserem Leben aber geben wir heute am ehesten einen Sinn, wenn die Erlebnisse eines Volkes fruchtbar zu machen suchen über das Volk hinaus für die ganze nach Freiheit strebende Menschheit. Der frühere Heidelberger Historiker Fritz Ernst (1963)

Menschheit ohne Krieg?

Krieg war immer. Was immer war, wird immer sein. Bemerkungen dazu: Nichts Menschliches war immer, noch wird es immer sein: Nicht die Existenz des Menschen, nicht seine Physis, nicht die Struktur seiner Vernunft, nicht die Ideen, die Institutionen, die Gesellschaftsordnungen. Es gibt kein Gesetz, wonach es immer Krieg geben müßte, Kampf ja, Krieg nein.

Der Aachener theoretische Physiker W. Fucks (1967)

Sorge der Genetiker: Erbgutverschlechterung

Kein genetisch Geschulter kann sich der großen Zukunftssorge – der einer fortschreitenden Erbgutverschlechterung der Kulturvölker – verschließen. Durch die zunehmende Chemisierung und Technisierung unserer Umwelt kommt es unausweichlich zu Defektmutationen in Keimzellen und – bei fehlender Auslese – zu deren Anreicherung im Gesamterbgut. Kein Wunder, daß Aggression und anlagebedingtes Verbrechertum zu- und genbedingte universelle Genialität abnehmen. Wohl wird letzterer Tatbestand noch durch Höchstleistungen von Kollektiven kooperativer Talente verdeckt, doch ändert sich dadurch nichts an der erbbiologischen Grundsituation, die nur durch eine radikale Umweltentseuchung, eine Reform vieler Denkgewohnheiten und durch eine harte Durchführung eugenetischer Maßnahmen geändert zu werden vermag. K.H.B. 14. April 1972

Die Harmonie der Welt – die Antwort jenseits des Wissens

Die Frage nach der Realität der Außenwelt fließt untrennbar zusammen mit der nach dem Grunde für die gesetzlich-mathematische Harmonie der Welt. *So liegt die letzte Antwort denn doch, jenseits des Wissens, allein in* Gott, *aus dem herfließend das Licht des Bewußtseins, dem der Ursprung selber verdeckt ist, in seiner Selbstdurchdringung sich ergreift, gespalten und gespannt zwischen Subjekt und Objekt, zwischen* Sinn *und* Sein.

Hermann Weyl, Mathematiker, theoretischer Physiker und Philosoph
(zuerst Zürich, 1930 Göttingen, 1933 Princeton/USA) (1885–1955)

Ausblick

Das Jahrhundert ist vorgerückt; jeder Einzelne *aber* fängt *doch* von vorne an.
J. W. v. Goethe (Maximen und Reflexionen 1147)

Die Geschichte der Chirurgie *und der Großen ihres Faches ist eine* einzige Warnung *vor der* Unterschätzung der Zukunftsentwicklung *dieses Faches.*
K.H.B. 2. Februar 1972

Es ist klar: Die Chirurgie wird sich fortentwickeln in dem Maße, wie Naturwissenschaft und Technik weiter vorwärtsschreiten. Aber auch wenn wir uns morgen alle Krankheiten als intern heilbar und selbst das Krebsproblem völlig gelöst und alle Operationen für überflüssig und überholt vorstellen, so wird es immer noch eine Chirurgie geben. Denn im Zeitalter der Naturwissenschaft und Technik kann die Menschheit ihren im Verhältnis zum Nahrungsspielraum gewaltigen Bevölkerungsüberschuß nur durch eine rastlos vorangetriebene Energiewirtschaft *erhalten. Wo aber der Mensch Energien bändigt, werden sie morgen irgendwie und irgendwo entfesselt. Die Zeit wird – nicht nur an Verkehrsunfällen – immer traumatischer und der Chirurg nicht entbehrlich.*
K.H.B. 21. November 1953

Grenze des Fortschritts?

Alle Faszination naturwissenschaftlich-technischen Fortschritts kulminiert letztlich in der Automatisierung. Was wird nicht auch in der Chirurgie alles automatisch registriert, kontrolliert

*und ausgewertet? Herzschrittmacher, Intensivpflege und Herz-
Lungen-Maschine sind leuchtende Beispiele. Drei variable Größen– der Patient, sein »Befund« und »sein« Operateur – werden
jedoch immerzu dafür sorgen, daß in der Chirurgie* eines nicht
automatisiert wird: »die« Operation.
So werden die Chirurgen *im Grunde immer bleiben, was sie
immer waren: aus der Kraft ihres Immer-Tätigseins risikobereite
und verantwortungsfreudige Individualisten.*

K.H.B. 4.April 1972

Und nach einem Atomkrieg?

Seit Hiroshima *haben wir uns an den Gedanken gewöhnen
müssen, daß sich die Menschheit durch Entfesselung der Atom-
energie einmal selbst vernichten könnte.
Bleiben aber dann in Südfrankreich oder Spanien, im Kaukasus
und Himalaya nur ein paar Dutzend primitive Höhlenbewohner
übrig, so darf man sicher sein: Sie werden sich bald wieder mit
Steinen bewerfen –*
und die Chirurgie wird wieder von neuem beginnen!

K.H.B. 21. November 1953

Literatur

Aristoteles Hauptwerke. Übersetzt von W. Nestle. Krönerverlag Stuttgart. Taschenausgabe Bd. 129, 1942.

Asimov, I.: *Sternstunden der Forschung. Die großen naturwissenschaftlichen Entdeckungen unseres Jahrhunderts. Dtsch. Verl. Anstalt Stuttg 1971.*

Autrum, H. J.: *Genetische Planung des Menschen? In Wo stehen wir heute? Her.geg. von H. W. Bähr. Bertelsmann Sachverlag. Gütersloh-Wien 1971 S. 9.*

Bauer, K. H.: *Über Fortschritte der modernen Chirurgie und andere akademische Reden. Springer-Verlag, Berlin-Heidelberg 1954. – Zur geistigen Situation unseres Fachs. Eröffnungsansprache der 69. Tagung der Deutschen Gesellschaft für Chirurgie 16.–19. April 1952. Langenbecks Arch. klin. Chir. – Rückschau und Ausschau. Eröffnungsansprache 8.–12. April 1958. Langenbecks Arch. klin. Chirurgie 289, 4 (1958). – Die deutschen Chirurgenkongresse seit der 50. Tagung aus der Sicht ihrer Vorsitzenden. Springer-Verlag, Berlin-Heidelberg 1958. – Zur ärztlichen Aufklärungspflicht aus den Erfahrungen eines Chirurgen. Studien und Berichte der Katholischen Akademie in Bayern. H. 20, 45 (1963). – Zeitkritische Bemerkungen über Hochschulfragen. Ruperto Carola 38, 230 (1965). – Über die »Mutationstheorie der Geschwulstentstehung« und deren Fortentwicklung. In H. Lettré u. G. Wagner: Aktuelle Probleme aus dem Gebiete der Cancerologie II. Zweites Heidelberger Symposion. Springer-Verlag Berlin-Heidelberg-New York, S. 63 bis 84 (1968). – Organtransplantation. Rechtsfragen aus der Sicht des Chirurgen. Langenbecks Arch. f. klin. Chir. 322, 22 (1968) (Chirurgenkongreß). – Einführungsvortrag zum Tumorproblem. (Chirurgen-Kongreß 1971). Langenbecks Arch. f. klin. Chir. 329, 250 (1971).*

Bertram, E.: *Worte Meister Leonardo's. Insel-Verlag 1950.*

Billroth, Th.: *Über das Lehren und Lernen der Medizinischen Wissenschaften an den Universitäten der deutschen Nation nebst allgemeinen Bemerkungen über Universitäten. Eine culturhistorische Studie. Verlag Carl Gerolds' Sohn Wien 1876.*

Bockelmann, P.: *Einführung in das Recht. Piper-Verlag, München 1963. – Strafrechtliche Aspekte der Organtransplantation. Langenbecks Arch. f. klin. Chir. 322, 44 (1968).*

Brailsford, H. N.: *Voltaire. Dtsch. übersetzt von Oda von Gal. Nest-Verlag, Nürnberg 1948.*

Braun, Wernher v.: *Die Raumfahrt und ihre Auswirkungen. In: Wo stehen wir heute?* Her.geg. v. H. W. Bähr. Bertelsmann Sachverlag Gütersloh-Wien; *1971 S. 26.*

Bresch, C.: *Klassische und molekulare Genetik. Springer-Verlag Berlin-Göttingen-Heidelberg, 1964.*

La Bruyère: *Oeuvres complètes. Her.geg. v. J. Benda. Verlag Gallimard Paris 1951.*

Buchmann, G.: *Geflügelte Worte. Volksausgabe a. Gr. 27. Auflage des Hauptwerkes. Bearb. von B. Krieger, Berlin 1926.*

Bürkle de la Camp, H.: *Eröffnungsansprache. Chirurgen-Kongreß 1955. Langenbecks Arch. f. klin. Chir. 3 (1955).*

Burckhardt, Jakob: *Weltgeschichtliche Betrachtungen. Herausgeg. von R. Marx. Kröners Taschenausgabe, Bd. 55, 1955.– Kulturgeschichtliche Vorträge, ibid. Bd. 56, 1959.*

Busch, Wilhelm: *Kritik des Herzens. 7. Aufl. Bassermann-Verlag, München 1902. – Spruchweisheiten. Herausgeg. v. H. Balzer. Nest-Verlag, Frankfurt 1936. – Sämtliche Werke (in 2 Bänden). Herausgeg. von R. Hochhuth. Bertelsmann-Verlag 1959.*

Buttersack, F.: *Ärztliche Weisheit. Nordmark-Werke Hamburg 1935.*

Calvin, M.: *Die Entwicklung des Lebens auf der Erde – Neue Erkenntnisse und Ausblicke. In: Wo stehen wir heute? In der Sicht der Naturwissenschaftler und Ärzte. Her.geg. von H. W. Bähr. Bertelsmann Sachbuchverlag Gütersloh–Wien 1971. S. 31.*

Carrel, A.: *Der Mensch, das unbekannte Wesen. Dtsch. Übersetzung von W. E. Süskind (Orig. Titel: Man – the unknow. Frz: L'homme, cet inconnu.) (1935). Dtsch. Ausg. DVA Stuttgart. Betrachtungen zur Lebensforschung, Rascher-Verlag, Zürich 1954.*

Chamfort: *Oeuvres principales. – Maximes, pensées, anecdotes etc. Herausgeg. J. J. Pauvert, Paris 1960.*

Clausewitz, K. v.: *Grundgedanken über Krieg und Kriegsführung. Inselbücherei Nr. 169.*

Comfort, A.: *Verlängerung des aktiven Lebens. In: Die biologische Zukunft des Menschen. Umschau-Verlag Frankfurt 1971.*

Dionis, P.: *Des berühmten Französischen Chirurgen Peter Dionis Chirurgie oder Chirurgischen Operationes, ... übersetzt und verbessert von D. Laurentz Heister. Augspurg 1722.*

Doerr, W. u. G. Quadbeck: *Allgemeine Pathologie. Springer-Verlag, Berlin-Heidelberg-New York 1970.*

Du Bois-Reymond, E.: *Über die Grenzen des Naturerkennens. Die sieben Welträtsel. 2. Aufl. Leipzig 1884.*

Ebner-Eschenbach, Marie von: *Aphorismen und Erinnerungen (erstmals 1880) (Anfang zu »Meistererzählungen«). Manesse-Verlag.*

Ebstein, E.: *Ärztliche Lebensweisheit. Verlag F. Enke, Stuttgart 1931.*

Eichler, O.: *Prinzipien des Lebendigen. Thieme-Verlag, Stuttgart 1949.*

Einstein, A., H. u. M. Born: *Briefwechsel 1916–1955. Geleitwort von B. Russel, Vorwort von W. Heisenberg. Nymphenburger Verlagshandlung 1969.*

Einstein, A., u. L. Infeld: *Die Evolution der Physik von Newton bis zur Quantentheorie. Verl. Rowohlt, Hamburg 1946.*

Emerson, R. W.: *Nature I (1836). Dtsch. Übersetzung von W. Weigand. Nature II (1841) übertragen von Thora Wegand. Insel-Bücherei, Nr. 72.*

Engisch, K.: *Das Verbrechen in der heutigen Gesellschaft. In: Schuld und Sühne. Herausgeg. von B. Freudenfeld. Verlag C. H. Beck, München 1960, S. 1. – Auf der Suche nach Gerechtigkeit. Hauptthemen der Rechtsphilosophie. Piper-Verlag, München 1971.*

Ernst, Fritz: *Die Deutschen und ihre jüngste Geschichte. Verlag Kohlhammer, Stuttgart. Urban Taschenbücher Bd. 75, 4. Aufl. 1970.*

Flechtheim, O. K.: *Futurologie. Eine Antwort auf die Herausforderung der Zukunft? In: R. Jungk »Menschen im Jahr 2000«. Umschau-Verlag Frankfurt 1969.*

Fortner, W.: *Werkanalysen, Aufsätze, Reden etc. 1900–1959. Kontrapunkte 4, 99 (1966).*

Frank, H.: *Kybernetik (Beiträge von 24 Wissenschaftlern) 7. Aufl. Umschau-Verlag Frankfurt 1970.*

Fucks, W.: *Formeln der Macht. Prognosen über Völker, Wirtschaft. Rowohlt-Verlag 1967.*

Gadamer, H. G.: *Über das Göttliche im frühen Denken der Griechen. In: Schadewaldt-Festschrift z. 70. Geburtstag 1970, S. 397.*

Goethe, J. W. v.: *Maximen und Reflexionen. Herausgeg. von G. Müller. Kröners Taschenausgabe, Bd. 186, 3. Aufl. 1949. – Fragment über die Natur (1781/82). Insel-Bücherei, Nr. 72.*

Goetz, Curt: *Dreimal täglich. Deutsche Verlagsanstalt Stuttgart, 1964.*

Gracian, B.: *Handorakel und Kunst der Weltklugheit. Dtsch. von A. Schopenhauer. Kröners Taschenausgabe, Bd. 8 (1956).*

Gütgemann, A.: *Eröffnungsansprache Chirurgen-Kongreß 1971. Langenbecks Arch. f. klin. Chir. 329, 3 (1971).*

Hagemann, C.: *Der Mensch im Spiegel. Aussprüche französischer Moralisten. Greifverlag, Wiesbaden 1946.*

Hassenstein, B.: *Forschungsbeispiele aus der biologischen Kybernetik. In: Kybernetik, herausgeg. von H. Frank, 7. Aufl. Umschau-Verlag, Frankfurt/Main 1970.*

Hazard, Paul: *Die Herrschaft der Vernunft. Das europäische Denken im 17. Jahrhundert. Dtsch. Übersetzung von H. Wegener und K. Linnebach. Hoffmann u. Campe-Verlag, Hamburg 1949.*

Heidegger, M.: *Die Frage nach der Technik – Wissenschaft und Besinnung – Logos (Heraklit, Fragment 50) Aletheia (Fragment 16). In: Vorträge und Aufsätze. Verlag G. Neske, Pfullingen 1954, S. 13 bzw. 45, 207 und 257.*

Heimeran, E., u. M. Hofmann: *Antike Weisheit. Sammlung lateinischer und griechischer Gedanken. 6. Aufl. 1952. Tusculum-Bücher.*

Heisenberg, W.: *Physik und Philosophie. Hirzel-Verlag, Stuttgart 1959–Schritte über Grenzen. Gesammelte Reden und Aufsätze. Piper-Verlag, München 1971.*

Heister, D. L.: *Chirurgie. Verlag J. A. Stein u. G. N. Rasve Nürnberg, 1752.*

Heraklit: *Fragmente. Herausgeg. von Bruno Snell. Tusculum-Bücher (Jahr nicht angegeben). – Urworte der Philosophie. Griechisch und ins Deutsche übertragen von G. Burckhardt. Insel-Bücherei. Nr. 49. 1957.*

Hesse, Hermann: *Neue Gedichte. Musik der Einsamen. Heilbronn 1936.*

Hildebrand, O.: *Eröffnungsansprache Chir.-Kongreß 1922. Verh. Dtsch. Ges. f. Chir. 46. Tagg. S. 3.*

Hippokrates: *Die Aphorismen. In: Hippokrates, Sämtliche Werke. Ins Deutsche übersetzt von Robert Fuchs, I. Bd. S. 67–143. München 1895. – Fünf auserlesene Schriften. Eingeleitet und übertragen von W. Capelle. Fischer-Bücherei Frankfurt u. Hamburg, 1959.*

Hoff, F.: *Moderne Medizin und gesunde Lebensführung. Piper-Verlag, München 1967.*

Hoff, Fr.: *Kritische Betrachtungen zu Grundproblemen der Krankheitslehre. In: Vom ärztlichen Denken und Handeln. Thieme-Verlag, Stuttgart 1956, S. 5.*

Hoffmann, E.: »*Hippokratische Erziehung*« *und* »*Montaignes Zweifel*« *in: Pädagogischer Humanismus. Artemis-Verlag, Zürich und Stuttgart 1955, S. 110 u. S. 241.*

Hofmannsthal, Hugo von: *Der Tor und der Tod. Insel-Bücherei, Nr. 28.*

Homer: *Ilias, übersetzt von H. Rupé (mit Urtext). E. Heimeran-Verlag. Tusculum-Bücherei.*

»*Ilias Ambrosiana*« *(Cod. F. 205. P. Inf. Bibliothecae Ambrosianae Mediolanensis). Mailand 1953. – Odyssee, Übersetzt von E. Boltze. Verlag Hirt Breslau 1943.*

Illies, I.: *Zoologie der menschlichen Zukunft. In I. Illies, Zoologie des Menschen. Piper-Verlag, München 1971, S. 207.*

Jaspers, K.: *Von der Wahrheit, Piper-Verlag, München 1947. – Freiheit und Autorität (Vortrag vor Gymnasial-Rektoren 1951). In: Philosophie und Welt. Piper-Verlag, München 1958, S. 41. – Die Idee des Arztes, ibid. S. 160. – Arzt und Patient, ibid. S. 184.*

Jores, A.: *Magie und Zauber in der modernen Medizin. In: Vom ärztlichen Denken und Handeln. Thieme-Verlag, Stuttgart 1956, S. 37.*

Jungk, R.: *Menschen im Jahr 2000. Eine Übersicht über mögliche Zukunfte (29 Einzelbeiträge). Umschau-Verlag, Frankfurt/M. 1969.*

Jungk, R., u. H.-J. Mundt: *Unsere Welt 1985. Verlag K. Desch, München-Wien-Basel 1965.*

Juvenal: *Satiren. Dtsch. Übersetzung von H. C. Schnur. Reclam, Univ. Bibl. 8498–8500, 1969.*

Kienle, H.: *Mensch und Kosmos. Der Mensch in Raum und Zeit und Ewigkeit. Verlag Lambert Schneider, Heidelberg 1967, S. 57. In: Schadewaldt-Festschrift z. 70. Geburtstag 1970, S. 449.*

Klemm, Fr.: *Technik. Eine Geschichte ihrer Probleme. Alber-Verlag, Freiburg-München 1954.*

Klose, A.: *Lob der Musik. Bärenreiter-Verlag, Kassel u. Basel.*

Körte, W.: *Festrede als Vorsitzender der 50. Tagung. Verh. der Dtsch. Ges. f. Chir. 50. Kongreß S. 3. 1926.*

Küpfmüller, K.: *Informationsverarbeitung der Nervenzellen. Scientia. 62, 1 (1968).*

Lamer, H.: *Wörterbuch der Antike. 3. Aufl. Kröners-Taschenausgabe, Bd. 96 (1933).*

Lynen, F.: *Chemische Baupläne des Lebendigen. In: Wo stehen wir heute? Her.geg. von H. W. Bähr. Bertelsmann-Verlag Gütersloh-Wien 1971. S. 138.*

La Rochefoucould: *Réflexiones ou sentences et maximes morales. Verlag Garnier Frères, Paris 1957. – Maximen und Reflexionen. Dtsch. Übersetzung von K. Nussbächer. Reclam-Univ.-Bibl. 678, 1965. – 150 Maximen. Französisch und deutsche Herausgabe von J. Schmidt, Lambert Schneider-Verlag, Heidelberg 1961.*

Lichtenberg, G. Chr.: *Gesammelte Werke. Herausgeg. v. W. Grenzmann, 2 Bde. Holle-Verlag Baden-Baden. – Aphorismen. Herausgeg. von M. Richner. Manesse-Verlag 1947.*

Linder, F.: *From a Primadonna to a leader of a teamt. Société Internationale de Chirurgie. 23. Kongreß 1969, S. 371.*

Lorenz, Konrad: *Das sogenannte Böse. Zur Naturgeschichte der Aggression. Dorotha-Schöler-Verlag, Wien, 4. Aufl. 1964.*

Margolius, H.: *Was wir suchen, ist alles. Aphorismen der Weltliteratur. Parnass-Bücherei. A. Scherz-Verlag, Bern 1958.*

Mark Aurel: *Selbstgespräche. Insel-Verlag, 1950.*

Marquardt, H.: *Umwelt-Chemikalien: Routineprüfungen auf Mutagenität. Umschau 71, 844 (1971).*

Martini, P.: *Einseitigkeit und Mitte der Medizin. Vom ärztlichen Denken und Handeln Thieme-Verlag, Stuttgart 1956, S. 58.*

Marx, Karl: *Auswahl und Einleitung von Franz Borkenau. Fischer Bücherei, Frankfurt/ Hamburg 1956.*

Medawar, P. B.: *Die Zukunft des Menschen. S. Fischer Verlag, Frankfurt 1962.*

Montaigne, M. de: *Essais (französ.) 3 Bände. Edit. Gallimard. Paris, 1965. – Die Essais (1580!). Deutsch übersetzt, ausgewählt etc. von A. Franz. DVG Wiesbaden 1953.*

Montet, O.: *Das Leben der Pharaonen. Propyläen-Verlag 1970, S. 170.*

Monod, J.: *Le hasard et la nécessité. Essai sur la philosophie naturelle de la biologie moderne. Ed. du Seuil, Paris 1970. – Deutsche Ausgabe: Übersetzung von Fr. Griese. Geleitwort von M. Eigen. Piper-Verlag München 1971.*

Moore, F. D.: *Transplantation. Geschichte und Entwicklung bis zur heutigen Zeit. Übersetzt von W. Brendel. Springer-Verlag Berlin-Heidelberg-New York, 1970.*

Morgenstern, Chr.: *Einkehr. Piper-Verlag, München 1940. – Vom offenen Geheimnis. Aphorismen. Piper-Verlag, München 1954.*

Morgenstern, S.: *Komponisten über Musik. Verlag A. Langen/G. Müller, München 1956. (Amerik. Orig.-Ausgabe: Composers on Musik. Pantheon Books. New York 1956.)*

Moscher, R. S.: *Roboter, der verlängerte Arm des Menschen. In: Die biologische Zukunft des Menschen. Umschau-Verlag, Frankfurt/Main 1971, S. 113.*

Muri, W.: *Der Arzt im Altertum. Griechische und lateinische Quellenstücke. Tusculum-Bücher 1938.*

Neumann, G.: *Deutsche Epigramme. Reclam-Univ.-Bibl. Nr. 8340-43, 1969.*

Oppenheimer, J. R.: *Wissenschaft und allgemeines Denken. Verlag Rowohlt, Hamburg 1955.*

Ortega y Gasset, J.: *Le rebelións de las masas, 1929. – Deutsch: Der Aufstand der Massen, 1931. – Meditationen über die Jagd. Klipper-Verlag Stuttgart, 1955.*

Ovids *Verwandlungen. (Übersetzer und Herausgeber nicht genannt.) (44 Kupferstiche!) Verlag Bürglen, Augsburg, 1802.*

Pappentrigk, B.: *Schüttelreime. Insel-Verlag 1939.*

Pascal, Blaise: *Gedanken über Gott und den Menschen. Ausgewählt und übersetzt von W. Willise, Insel-Verlag 1948.*

Petrow, R.: *Probleme und Perspektiven der Organtransplantationen. In: Die biologische Zukunft der Menschen. Umschau-Verlag, Frankfurt/Main 1971, S. 51.*

Raddatz, F. J.: *Welternährungskrise oder: Ist eine Hungerkatastrophe unausweichlich? (Schrift der Vereinigung Dtsch. Wissenschaftler). Rowohlt-Verlag 1968.*

Poeschel, H.: *Die griechische Sprache. Geschichte und Einführung. Heimeran-Verlag, München, 5. Aufl. 1968.*

Preisendanz, K.: *Lateinische Gärten. Römische Lyrik in Übersetzungen. Insel-Bücherei, Nr. 529.*

Rudder, B. de: *Über Erkenntnisschichten und Axiome heutiger Medizin. Vom ärztlichen Denken und Handeln. Thieme-Verlag, Stuttgart 1956, S. 90.*

Sauerbruch, F.: *Eröffnungsansprache Chir.-Kongreß 1921. Verh. Dtsch. Ges. f. Chir. 1921. S. 9.*

Shaw, Bernard: *Über die Frauen. Aphorismen aus dem Werk. Dtsch. Übersetzg. S. Trebitsch, Insel-Bücherei, Nr. 889, 1966.*

Schadewaldt, W.: *Festschrift z. 70. Geburtstag »Das Altertum und jedes neue Gute«
Kohlhammer Verlag 1970.*

Schäfer, H.: *Was kennzeichnet biologische im Gegensatz zu technischen Regelvorgängen?
In: Kybernetik, herausgeg. von H. Frank, 7. Aufl., Umschau-Verlag, Frankfurt/
Main 1970, S. 129.*

Schalk, F.: *Die französischen Moralisten: La Rochefoucauld, Vauvenargues, Montesquieu, Chamfort, Rivarol. Neue Folge: Galiani, F. von Ligne, Joubet. DVB
Wiesbaden 1952.*

Schipperges, H.: *Der Eingriff mit dem Messer. In: Schipperges, Moderne Medizin in
Spiegel und Geschichte. Thieme-Verlag, Stuttgart 1970, S. 132.*

Schipperges, H. u. F. Linder: *Infektion: Prophylaxe und Therapie. Ein Jahrhundert
Antisepsis und Asepsis. Zum Gedenken an Lord Lister. Der Chirurg 38, 149 (1967).*

Schmidt, E.: *Rechtsfragen zur chirurgischen Operation. Langenbecks Arch. f. klin. Chir.
273, 410 (1952) (Chirurgenkongreß).*

Schmidt, H.: *Philosophisches Wörterbuch. 12. Aufl. von J. Streller. Kröners Taschenausgabe, Bd. 13, 1951.*

Schmidt, H.: *Goethe-Taschenlexikon, neu bearbeitet von K. J. Obenauer. Kröners Taschenausgabe, Bd. 227, 1955.*

Schopenhauer, A.: *Aphorismen zur Lebensweisheit. Kröners Taschenausgabe, Bd. 16,
Stuttgart 1964.–Mensch und Philosoph in seinen Briefen. Herausgeg. v. A. Hüb-
scher. Verlag Brockhaus, Wiesbaden 1960. – Über Schriftstellerei und Stil. Insel-
bücherei Nr. 55.*

Schrödinger, E.: *Was ist Leben? Die lebende Zelle mit den Augen des Physikers betrachtet. A. Francke-Verlag, Bern 1946.*

Seemen, H. v.: *Wundversorgung und Wundbehandlung. 2. Aufl. Enke-Verlag Stuttgart,
1939.*

Sinsheimer, R. L.: *Gen-Technik: Können wir die Erbanlagen verändern? In: Die
biologische Zukunft des Menschen. (Stellungnahme von 9 Wissenschaftlern.)
Umschau-Verlag, Frankfurt 1971.*

Spatz, H.: *Gedanken über die Zukunft des Menschenhirnes. »Der Übermensch.«
Rheinverlag, Zürich 1961.*

Staiger, E.: *Gedanken aus griechischen Tragödien. 2. Aufl. 1940. Atlantis-Verlag,
Freiburg/Br.*

Steinbuch, K.: *Die informierte Gesellschaft. Geschichte und Zukunft der Nachrichtentechnik. Dtsch. Verlags-Anstalt, Stuttgart 1966. – Vorwort zu Information, Computer und künstliche Intelligenz. Redaktion H. Schultze: Umschau-Verlag, Frankfurt 1967.*

Stich, R.: *Rechtsfragen in der Chirurgie. Der ärztliche Sachverständige. Langenbecks Arch. f. klin. Chir. 273, 398 (1952).*

Störig, H. J.: *Kleine Weltgeschichte der Philosophie. 5. Aufl. Kohlhammer-Verlag, Stuttgart 1955.*

Süssmann und N. Fiebiger: *Atome, Kerne, Elementarteilchen. Umschau-Verlag, Frankfurt 1968.*

Taylor, Gordon Rattray: *Das Selbstmordprogramm. Zukunft oder Untergang der Menschheit. G. B. Fischer-Verlag, Frankfurt/Main 1971.*

Thielicke, H.: *Wer darf leben? Ethische Probleme der modernen Medizin. W. Goldmann-Verlag, München 1970.*

Timm, B.: *Die Ernährung der Menschheit und die Chemie – heute und in Zukunft. In: Wo stehen wir heute? Her.geg. von H. W. Bähr. Bertelsmann Sachbuchverlag, Gütersloh-Wien 1971, S. 246.*

Toffler, A.: *Der Zukunfts-Schock (»Future Shock«), 3. Aufl. 1971. Dtsch. Ausg. Scherz-Verlag Bern-München-Wien 1970.*

Truxal, J. G. u. L. Braun: *Biotechnik: Der Körper als Maschine. In: Die biologische Zukunft des Menschen. Umschau-Verlag, Frankfurt/Main 1971, S. 95.*

Vauvenargues, de: *Oeuvres choisies. Verlag Garnier Frères, Paris 1957.*

Vogel, F., und G. Röhrborn: *Chemical Mutagenesis in Mammals and Man. Springer-Verlag, Berlin-Heidelberg- New York 1970.*

Vogel, P.: *Von der Eigenart der Neurologie. Vom ärztlichen Denken und Handeln. Thieme-Verlag, Stuttgart 1956, S. 110.*

Vossschulte, K.: *Eröffnungsansprache Chirurgen-Kongreß 1969. Langenbecks Arch. f. klin. Chir. 325, 3 (1969).*

Wachsmuth, W.: *Eröffnungsansprache des Präsidenten. 84. Tagung der Deutschen Gesellschaft für Chirurgie. Langenbecks Arch. klin. Chir. 319, 3 (1967).*

Walter, H.: *Griechische Götter. Ihr Gestaltswandel aus den Bewußtseinsstufen des Menschen, dargestellt an den Bildwerken. Piper-Verlag, München 1971.*

Watson, J. D.: *Die Doppelhelix. Ein persönlicher Bericht über die Entdeckung der DNS-Struktur (engl. Titel: The Double Helix, London 1968) Deutsch von V. Fritsch. Rowohltverlag 1969.*

Wawersik, J.: *Kriterien des Todes unter dem Aspekt der Reanimation. Chirurg 39, 345 (1968).*

Weber, Max: *Soziologie. Weltgeschichtliche Analysen. Politik. Herausgeg. von J. Winckelmann. Kröners Taschenausgabe, Bd. 229 1956.*

Weizsäcker, C. Fr. v.: *Gedanken zur Zukunft der Technischen Welt. In: R. Jungk: »Menschen im Jahr 2000. «Umschau-Verlag, Frankfurt 1969. – Das Weltbild des Atomwissenschaftlers unserer Zeit. In: »Wo stehen wir heute?« Her.geg. von H. W. Bähr. Bertelsmann Sachbuchverlag. Gütersloh-Wien 1971, S. 262.*

Weizsäcker, V. v.: *Natur und Geist. Kindler-Verlag, München 1955.*

Weyl, H.: *Philosophie der Mathematik und Naturwissenschaft. 3. Aufl. Oldenbourg-Verlag, München-Wien 1966. – Raum, Zeit, Materie. 6. Aufl. Springer-Verlag, Berlin-Heidelberg-New York 1970.*

Wieland, Th., u. G. Pfleiderer: *Molekularbiologie. (Geleitwort Nobelpreisträger M. F. Perutz-Cambridge.) Umschau-Verlag, Frankfurt, 2. Aufl., 1967.*

Wilde, Oscar: *»Wilde Früchte«. Aphorismen übersetzt von E. Jameson. W. Krumm Verlag, Offenbach/Main 1967.*

Zenker, R.: *Eröffnungsansprache Chirurgen-Kongreß 1968. Langenbecks Arch. f. klin. Chir. 322, 3 (1968).*

Zenker, R., H. Pichlmaier, R. Erpenbeck, H. W. Besirsky, A. Jabour, H. Edel, H. J. Gurland, R. Müller, B. Altmeyer u. H. Dobbelstein: *Erste Erfahrungen mit der Transplantation von Leichennieren beim Menschen. Münch. med. Wschr. 109, 613 (1967).*

Ziegenfuss, W., u. G. Jung: *Philosophen-Lexikon nach Personen. 2 Bände. Verlag de Grugter, Berlin 1950.*

Zukschwerdt, L.: *Eröffnungsansprache Chirurgenkongreß 1966. (Langenbecks Arch. f. klin. Chir. 316, 3, 1966)*

Personenverzeichnis

(Fettdruck bedeutet Literaturseitenzahl)

---

[1] *Da die meisten Seiten, viele Seiten sogar mehrfache Aphorismen und Zitate des Verfassers bringen, wird auf Seitenzahlhinweise auf Seitenzahlen verzichtet.*

Sachverzeichnis